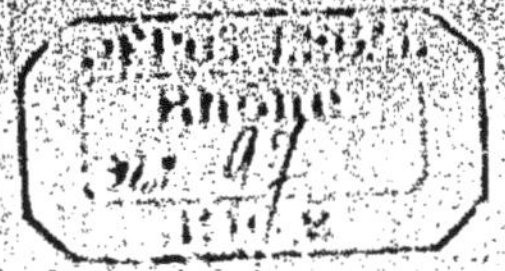

AF383644

INFLUENCE DE L'ÉDUCATION

SUR LE DÉVELOPPEMENT

DE

LA NEURASTHÉNIE

PAR

Jadwiga SZEJKO

Docteur en Médecine de l'Université de Lyon

LYON

A. REY & C⁰, IMPRIMEURS-ÉDITEURS DE L'UNIVERSITÉ

4, RUE GENTIL, 4

—

1902

T d 85
1238

INFLUENCE DE L'ÉDUCATION

SUR LE DÉVELOPPEMENT

DE

LA NEURASTHÉNIE

BIBLIOTHÈQUE NATIONALE — IMPRIMÉS

Td 85
1238

INFLUENCE DE L'ÉDUCATION

SUR LE DÉVELOPPEMENT

DE

LA NEURASTHÉNIE

PAR

Jadwiga SZEJKO

Docteur en Médecine de l'Université de Lyon,

LYON

A. REY & Cie, IMPRIMEURS-ÉDITEURS DE L'UNIVERSITÉ

4, RUE GENTIL, 4

1902

BIBLIOTHÈQUE NATIONALE
R. F.
IMPRIMÉS

Parvenu au terme de mes études, je me fais un agréable devoir de m'acquitter de la dette de reconnaissance contractée envers mes maîtres de la Faculté de Lille, qui, avec une patience et une indulgence toutes spéciales, ont guidé mes premiers pas dans la science médicale. Je n'oublierai jamais leur bienveillance et je les en remercie très sincèrement.

À mes maîtres de l'Université de Lyon s'adressera ensuite l'expression de ma plus vive gratitude pour la complaisance inépuisable qu'ils ont toujours mise à me faire profiter de leurs connaissances scientifiques.

Qu'il me soit permis — à propos de ce modeste travail — de signaler l'influence salutaire exercée sur mon esprit par M. le professeur Teissier.

Ma pensée se reportera souvent dans cette salle des « Quatrièmes Femmes », à l'Hôtel-Dieu. C'est là qu'il m'a été donné si souvent de reconnaître l'accueil toujours cordial et bienveillant du Maître, la haute compétence du Professeur s'alliant à la bonté et à la douceur du Médecin envers les malades, apprenant ainsi à ses jeunes auditeurs qu'ils ne doivent pas se borner à soulager, mais encore à aimer l'Humanité ! A ce titre, ses cliniques de l'Hôtel-Dieu demeureront pour moi, comme pour tant d'autres, un enseignement et un exemple. Je le prie donc d'accepter ici mes plus sincères et mes plus vifs remerciments pour tout le profit que j'ai pu retirer de l'exposé si clair et si séduisant de ses doctrines, pour ses conseils et ses encouragements aux heures de tristesse et de lassitude, enfin pour l'honneur qu'il m'a fait en dirigeant mon travail et en acceptant la présidence de cette thèse.

Je saisis avec empressement l'occasion qui m'est offerte ici d'assurer de ma vive gratitude M. le Dr Bernheim, professeur à la Faculté de Nancy, de qui j'eus le bonheur de suivre les cours durant plusieurs mois et dont l'enseignement m'a ouvert des vues si larges — ignorées de moi jusqu'alors — sur l'influence du moral en thérapeutique. Son nom se retrouvera fréquemment au cours de ce travail.

M. le professeur Pierret, durant mon premier séjour à Lyon, m'a toujours témoigné une extrême bienveillance, d'autant plus précieuse que je me sentais dépaysée et désorientée dans cette nouvelle Faculté. Je le prie d'agréer l'expression de ma bien sincère reconnaissance.

Que M. Compayré, recteur de l'Université de Lyon, me permette de l'assurer de ma vive et respectueuse gratitude pour les conseils éclairés qu'il a bien voulu me donner au sujet de ma tâche.

Je prie M. le professeur Bertrand et M. le Dr Nicolas d'agréer l'expression de ma reconnaissance, et tout particulièrement, M. Chabot, professeur à la Faculté des lettres, pour son extrême obligeance à me permettre de publier ses notes personnelles.

A M. le professeur agrégé Lannois s'adresseront

mes remerciments empressés pour l'accueil très aimable reçu dans son service, où j'ai pu étudier à mon aise les cas qui m'intéressaient tout spécialement, et pour les quatre observations qu'il m'a fournies.

Je remercie également M. le Dr G. Carrier qui a bien voulu me communiquer une observation intéressante.

Enfin nous remercions sincèrement MM. Boyer et Pic, professeurs agrégés, d'avoir bien voulu prendre part à notre jury.

A mes compagnons d'études — amies russes et camarades français — j'adresserai un merci affectueux, particulièrement à MM. J. Avril, étudiant en médecine, H. Carrier et Froment, internes des Hôpitaux, pour l'aide bienveillante et dévouée qu'ils ont apportée à mon travail.

Dans un autre ordre d'idées, je tiens à renouveler ici à M. et Mme Carry l'assurance de ma cordiale sympathie pour leur accueil amical et empressé.

ERRATA

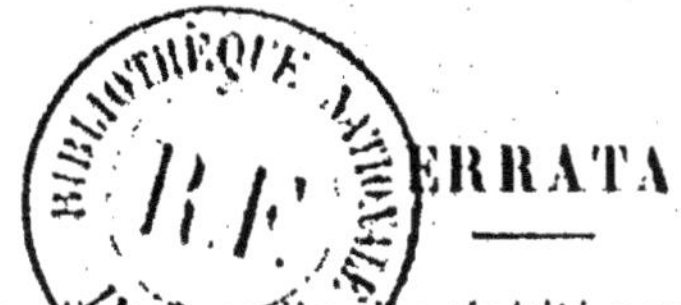

Page 10, ligne 8, *au lieu de* : sévérité, peur, timidité,
   lire : timidité, peur, sévérité.
Page 13, ligne 6, *au lieu de* : comprendre cette affection. D'après
   tout....
   lire : comprendre cette affection d'après tout....
Page 27, ligne 7, *au lieu de* : la rachialgie, l'amyosthénie,
   lire : la rachialgie, la myosténie.
Page 28, ligne 12, *au lieu de* : ont donné le nom d'anesthénopie neurasthénique ;
   lire : ont donné le nom d'asthénopie neurasthénique ;
Page 34, ligne 13, *au lieu de* : Nous avons vu que....
   lire : Nous verrons que....
Page 35, ligne 10, *au lieu de* : qui, nous l'avons vu, deviennent....
   lire : qui, nous verrons, deviennent....
Page 37, ligne 26, *au lieu de* : l'excentrité réelle de son esprit.
   lire : l'excentricité réelle de son esprit.
Page 41, ligne 7, supprimer : Dans cette atténuation
Page 41, ligne 26; *au lieu de* : comme élément trouble, élément
   essentiel; *lire* : comme élément essentiel,
Page 42, ligne 1 et 2; *au lieu de* : Viraft, *lire* : Krafft.
Page 43, ligne 19 ; *au lieu de* : l'expression des malades, un état ;
   lire : l'expression des malades, « Un état....
Page 56, ligne 6; *au lieu de* : surmenage mental en bonne place;
   lire : en bonne place, le surmenage mental ;
Page 57, ligne 18; *au lieu de* : tous les autres conseils qui; *lire* : tous
   les autres qui....
Page 85, ligne 23 ; *au lieu de* : le rôle de l'importance intellectuelle...
   lire : le rôle de l'impotence intellectuelle....
Page 104, ligne 9; *au lieu de* : Nous avons déjà signalé l'éducation...
   lire : Nous signalerons l'éducation....
Page 131, ligne 18; *au lieu de* : peuvent effectuer une par action ;
   lire : peuvent effectuer par une action....
Page 145, en bas de la page, supprimer les guillemets
Page 153, dernière ligne, *au lieu de* : Étude sur l'attention des enfants,
   lire : Ouvrage : L'éducation intellectuelle dès le berceau,
Page 173, ligne 19, *au lieu de* : L'activité physique...
   lire : L'activité psychique....
Page 173, ligne 27, *au lieu de* : annihilation,
   lire : obnubilation,
Page 189, ligne 24, *au lieu de* : n'atteignent que chez l'enfant,...
   lire : n'atteignent pas chez l'enfant....
Page 224, ligne 21, *au lieu de* : sous l'influence néfaste de l'alcool.
   Il faut,
   lire : sous l'influence néfaste de l'alcool, il faut...

INTRODUCTION

La neurasthénie est une névrose qui peut reconnaître pour cause, le triple surmenage intellectuel, moral et physique. L'épuisement nerveux qui résulte de ce surmenage met le cerveau dans un état tout spécial de réceptivité, en faisant prédominer les facultés inférieures, au détriment des facultés supérieures, en neutralisant son contrôle, en exagérant son automatisme.

L'affaiblissement du système nerveux et l'auto-suggestion engendrent toute une série des symptômes, tant physiques que psychiques.

Nous consacrerons donc un chapitre à la *définition* et à la *symptomatologie* de la neurasthénie.

Dans un second chapitre sur l'hérédité, nous parlerons de la gravité toute spéciale qu'offre la neurasthénie chez les sujets prédisposés par une tare nerveuse quelconque ; d'où sa résistance plus grande aux divers traitements et la nécessité de le combattre dès l'enfance par les moyens appropriés.

Si nous passons en revue les différents facteurs, sinon déterminants du moins *prédisposants* à la neurasthénie, il nous semble que l'éducation mal comprise,

peut préparer lentement, mais sûrement, chez les enfants nerveux le terrain sur lequel elle évoluera plus tard.

Nous envisagerons séparément le surmenage intellectuel, en particulier le surmenage scolaire, puis le surmenage moral. Parmi les causes multiples de dépression qui peuvent assaillir l'enfant, nous insisterons sur la sévérité, la peur, la timidité et leurs multiples conséquences.

Nous croyons devoir attribuer un rôle important au manque ou à l'insuffisance de culture des facultés supérieures, l'attention et la volonté, qu'une mauvaise éducation laisse sans défense, incapables de réagir à la première apparition de la névrose.

Par contre, les facultés inférieures, telles que la *suggestibilité* et l'*émotivité*, subissent, de ce fait, une exagération des plus funestes à l'individu.

La musique nous a semblé mériter une mention spéciale comme agent capable de provoquer de fortes émotions.

A propos des entraves apportées à l'activité de l'individu, nous insisterons sur l'*habitude*.

Cette dernière, par ses rapports avec les phénomènes intellectuels et moteurs, empêche ou favorise l'accomplissement des devoirs sociaux.

Nous terminerons par quelques réflexions touchant l'*alcoolisme* et ses effets déprimants sur le système nerveux des enfants prédisposés, par hérédité, à la neurasthénie.

Il nous arrivera souvent, au cours de notre travail, d'envisager la série des phénomènes morbides, pour en

déduire ensuite, successivement, les moyens propres à
éviter chez l'enfant, le développement des prédispositions nerveuses qui ouvrira plus tard la porte à la
neurasthénie.

Nous avons réuni dix observations qui nous ont paru
de nature à bien mettre en lumière les diverses opinions
exposées dans le présent travail.

INFLUENCE DE L'ÉDUCATION

SUR LE DÉVELOPPEMENT

DE

LA NEURASTHÉNIE

BIBLIOTHÈQUE NATIONALE — R. F. — IMPRIMÉS

CHAPITRE PREMIER

DÉFINITION ET SYMPTOMATOLOGIE DE LA NEURASTHÉNIE

Nous n'avons pas l'intention de faire un historique complet de la neurasthénie, nous voulons seulement indiquer en passant son origine et donner un exposé très rapide de ses diverses théories et de ses symptômes pour éclairer notre manière de comprendre cette affection. D'après tout ce que nous avons vu et observé et d'après les auteurs que nous avons consultés, notre but définitif est de démontrer les rapports qui peuvent exister entre l'éducation et le développement de cette névrose.

La neurasthénie est une névrose, c'est-à-dire une affection sans lésion organique constatée en l'état actuel de la science. Rien que les noms qu'on lui donne de faiblesse nerveuse, de perte nerveuse, d'irritabilité, d'épuisement nerveux, prouvent qu'elle doit avoir existé depuis le temps le plus reculé, depuis le moment où l'homme a commencé la lutte pour la vie, où celle-ci devenait de plus en plus dure et exigeait de l'esprit un effort de plus en plus intense et systématique. M. Levillain dit que la neurasthénie est vieille comme le monde, ou tout au moins comme la médecine. Pourtant cette névrose s'étend avec une rapidité extrême, presque effrayante ; dans ces derniers temps elle devient de plus en plus commune. M. Grasset dit : « Si le xix° siècle peut être appelé, médicalement parlant, le siècle de la névrose, la neurasthénie occupe certainement, dans le groupe plus spécial de celles qui caractérisent la fin de ce siècle, la première place et on peut dire que c'est la maladie fin de siècle. »

L'explication de ce fait est facile à trouver. Les conditions de l'existence de l'individu deviennent de plus en plus compliquées ; en outre, le progrès de la civilisation fait croître les exigences. L'homme primitif se contentait de l'indispensable ou de l'utile ; l'homme contemporain a besoin de luxe, et il ne se satisfait pas d'un certain bien-être adoucissant son existence matérielle ; il a des aspirations intellectuelles et morales ; l'ambition le pousse à s'élever au-dessus de ses semblables ; pour y arriver, il faut souvent un travail psychique qui dépasse ses forces ; les souffrances morales, les déceptions qui en découlent créent une tension continuelle du cerveau et mènent le sujet forcément à la névrose et surtout à celle qui a pour étiologie, caractère spécial, le surmenage. On peut admettre *a priori* l'ancienneté de l'existence de la neurasthénie, la connaissance de cette affection remontant à Hippocrate. Les auteurs croient voir la symptomatologie de la neurasthénie dans la description de ces malades présentant des symptômes de céphalée, d'insomnie, d'affaiblissement musculaire d'angoisse, de vertige, d'anxiété, de troubles dyspeptiques.

En général, régnait dans l'antiquité une grande confusion des états névropathiques. Gallien créa la théorie de l'hypocondrie, maladie du cerveau influencée par l'atrabile, fabriquée par les viscères situés sous l'hypocondre, foie, estomac, intestin. Avec Sydenham apparaît l'hystérie, et, pendant longtemps ne furent admises que deux névroses : hystérie et hypocondrie. Whyte donne une nouvelle division, il admet (à côté des états névropathiques, des hypocondriaques et des hystériques) de simples nerveux, des malades présentant des symptômes qui ne peuvent être classés ni dans l'hystérie, ni dans l'hypocondrie. Ensuite apparurent sous des noms divers toute une série de travaux nombreux ayant pour sujet l'étude du nervosisme, de l'état de névropathie, comprenant aussi la neurasthénie d'aujourd'hui. C'est Béard, médecin américain qui donna le premier la meilleure description de la maladie, qui le premier a dépouillé cette névrose des symptômes ne lui appartenant pas et contribuant beaucoup à y mettre de la confusion. Les premières notes apparurent en 1868 et 1869, dans divers journaux américains. Elles n'attirèrent presque aucune attention dans le monde médical. En 1880, il publia son livre sur l'épuisement nerveux, dans lequel il donna une description de la névrose, qui est regardée, jusqu'à présent, comme classique. On sait qu'on appelle souvent la neurasthénie, maladie de Béard.

Mathieu dit qu'on peut considérer son livre, en quelque sorte, comme la bible de la neurasthénie. M. Charcot contribua beaucoup à la clarté de la symptomatologie. Étudiant avec soin les névropathes, présentant de nombreux types morbides, il constata néanmoins quelques traits communs qui lui permirent d'en faire les stigmates de la neurasthénie. Les *Leçons du mardi*, de 1888 à 1889, donnent une aperçu net de cessymptômes.

Il y a peu de maladies sur lesquelles aient apparu un nombre aussi prodigieux d'ouvrages, d'essais, d'articles, ayant tous pour but unique de mettre de la clarté, mais qui ont souvent apporté de l'obscurité par leur tendance à trop multiplier les symptômes, à faire de la neurasthénie l'aboutissant commode d'une foule d'affections qui ne trouvaient pas place ailleurs.

Ces ouvrages sont en contradiction constante. Nous ne voulons pas signaler les auteurs qui se sont occupés de la neurasthénie depuis Béard, nous citerons seulement quelques ouvrages : Du *Traitement de la neurasthénie* par Veir-Mitchel : la *Neurasthénie et son traitement* par Ziemsen, les monographies de Bouveret, Levillain, Mathieu.

De tous temps, l'esprit humain a eu de la tendance à rechercher les causes des effets. Dans la science médicale particulièrement, on recherche avec soin quelles sont les causes des symptômes morbides. De cette connaissance, en effet, découlera la thérapeutique. Ce n'est qu'en coupant la racine qu'on peut attaquer l'arbre. Le traitement, le plus sûr est celui qui résulte de la connaissance de la pathogénie et de l'étiologie.

Sur la pathogénie de la neurasthénie il existe plusieurs théories. M. Bouchard fait subordonner la neurasthénie à la dispepsie, à la dilatation de l'estomac, en vertu d'une faiblesse congénitale de la fibre musculaire lisse. Dans cet estomac dilaté, les liquides stagnent, leur fermentation donne naissance au produit toxique soluble. Dans ces conditions, l'organisme subit l'auto-intoxication. M. Charcot critique cette manière de voir en invoquant le manque des symptômes nerveux chez les grands dilatés comme, par exemple, ceux qui sont atteints du cancer d'estomac. Il ajoute encore qu'il y a des neurasthéniques n'ayant ni dispepsie, ni dilatation. M. Levillain affirme que, si l'on rencontre la dilatation de l'estomac dans la neurasthénie, c'est à la dernière période de cette affection et c'est une conséquence ultime de l'atonie gastrique nerveuse qui la complique si souvent.

L'opinion de M. Bouveret n'est pas non plus en faveur de la théorie de M. Bouchard ; il admet la dispepsie comme effet, mais non comme cause de la neurasthénie.

La manière d'envisager cette question est exprimée par M. Mathieu dans les termes suivants : « Tout ce que nous pouvons dire dès maintenant, en nous appuyant sur les données de la clinique, c'est que la neurasthénie n'est pas subordonnée à la dyspepsie et que si la dilatation de l'estomac peut s'y montrer, et cela se voit quelquefois, elle ne vient qu'en seconde ligne, à titre de phénomène secondaire. »

Pour Glénard, la neurasthénie a pour cause l'entéroptose ou plutôt le prolapsus de plusieurs viscères contenus dans la cavité abdominale, surtout le fonctionnement morbide du foie. Mais Glénard comprenait sous le nom de neurasthénie des troubles névropathiques bien différents des symptômes classiques de la maladie de Béard. Féréol et Dujardin-Beaumetz n'admettent pas de rapport entre les entéroptoses et le développement de la neurasthénie.

M. Levillain, en critiquant cette théorie, constata que la céphalée, l'affaiblissement musculaire et l'insomnie apparaissent ordinairement les premiers. Les troubles dyspeptiques ne se développent que plus tard.

D'autres auteurs font volontiers valoir la théorie génitale de la neurasthénie, M. Mathieu fait remarquer, avec juste raison, que les symptômes nerveux se développant chez les femmes atteintes des maladies de l'utérus ou chez les hommes présentant des lésions des organes génitaux sont plutôt attribuables à l'état dépressif moral que subissent ces malades. D'autres auteurs, surtout Freud, voit la cause de la neurasthénie dans l'abus des fonctions génitales. Et, puisque la neurasthénie est un véritable épuisement nerveux, pour être logique on est obligé, *a priori*, d'admettre l'action possible de ces causes dans certains cas. Mais il serait injuste et absolument contraire à la réalité (prouvée par l'observation) de vouloir accuser, avec Freud, tous les neurasthéniques de cet abus. La plupart des auteurs voient dans ces excès plutôt l'effet que la cause de la névropathie.

Après avoir passé en revue ces diverses opinions sur l'origine de la neurasthénie, et les différentes théories pathogéniques qui ne peuvent pas, comme nous l'avons vu, résister aux critiques compétentes, nous

allons maintenant envisager celles qui paraissent répondre d'une façon plus directe aux faits cliniques
comme aux enseignements actuels de la physiologie.

Telle est d'abord l'opinion de M. le professeur Teissier qui depuis plusieurs années développe dans son
enseignement cette conception que :

« La neurasthénie peut être envisagée comme *une
névrose cérébelleuse*[1]. »

« Car, dit-il, la neurasthénie représente par ses symptômes le *groupe complet* des accidents répondant au
syndrome cérébelleux proprement dit.

Douleur rétro-occipitale ; casque ;

Asthénie musculaire ;

Exagération du réflexe patellaire ;

Vertige de translation ;

Asthénie psychique ;

Souvent troubles oculaires, asthénopie ;

Phénomènes de dénutrition ;

Troubles digestifs, atonie gastrique, vomisse-
ments, etc.

Il n'y a de différence entre les deux manifestations
morbides que ce fait : *Existence d'une altération organique* dans les lésions cérébelleuses, trouble purement
fonctionnel, dans le second cas, (neurasthénie).

D'ailleurs les preuves cliniques et expérimentales
de cette conception abondent :

[1] Cette conception de la neurasthénie vient d'être exposée
d'une façon complète dans la thèse récente du Dr Delmas, inspirée par M. Teissier.

1° *Preuves cliniques* : L'analyse minutieuse et méthodique des symptômes en permet dans les deux cas la superposition presque complète. Puis bien des fois on a vu les signes de la grande neurasthénie, *même à début brusque*, répondre à une *lésion cérébelleuse constatée plusieurs années plus tard à l'autopsie* (plusieurs observations personnelles).

2° *Preuves expérimentales* : Les expériences de Russel (1894) sur l'animal décervelé reproduisent incontestablement deux des plus importants symptômes de la neurasthénie :

    1° *L'asthénie motrice ;*

    2° *La faiblesse cérébrale.*

« Car en réalisant l'extraction d'un lobe du cervelet, on détermine : 1° une diminution de l'énergie musculaire avec exagération des réflexes *du côté correspondant* pour les membres ; » (le cervelet est donc un appareil de renforcement pour l'énergie musculaire (Grasset) et « 2° une diminution *de l'excitabilité cérébrale* du côté opposé pour le cerveau, au point de rendre les expériences de Ferrier sur l'excitation corticale presque irréalisables ». Donc, le cervelet est un appareil de renforcement pour le cerveau.

C'est en s'appuyant sur ces différentes considérations (analogies cliniques étroites, enseignement de l'expérimentation) que M. Teissier a cru pouvoir tenter cet *essai de localisation anatomique* du syndrome neurasthénique. « Cette localisation peut surprendre au premier abord, mais après mûre réflexion et analyse attentive des faits cliniques, paraît cependant aussi logique que la localisation *du syndrome hémianesthésie* à la partie postérieure de la capsule interne ; elle paraîtra même plus rationnelle si l'on veut bien considérer la plus complète indépendance de la circulation cérébelleuse ; indépendance circulatoire qui permet de saisir et d'expliquer plus aisément la possibilité de troubles vaso-moteurs ou toxiques *limités* à ce département nerveux.

Et de même que l'*hémianesthésie* peut être réalisée par des lésions organiques, toxiques, infectieuses ou réflexes, la neurasthénie, *syndrome cérebelleux*, peut bien en fin de compte, être réalisée aussi par des altérations organiques, toxiques, infectieuses, ou reflexes, suivant la nature de la cause présumée de ce syndrome. »

M. Levillain dit : « Il faut en effet bien savoir que la neurasthénie est toujours essentiellement un trouble primitif sinon immédiat du système nerveux dû à des causes qui agissent directement sur le système nerveux et se traduisnt par des symptômes d'ordre exclusivement nerveux. ...

« Quelle est exactement la nature intime de ce trouble nerveux ; s'agit-il d'un trouble de la nutrition des éléments nerveux (Erb) ? »

Il penche à accepter l'opinion de M. Feré qui admet dans la neurasthénie une modification de la vibratilité propre des éléments nerveux. « Cette vibratilité serait diminuée par épuisement consécutif à l'excès ou au défaut d'excitation, l'excitation n'étant autre que les vibrations extérieures (impressions périphériques) ou intérieures (phénomènes psychiques et végétatifs) qui constituent le fond de la vie nerveuse. »

J. R.

2

M. Mathieu dit : « Il y a de toute évidence, dans cette névropathie, une façon d'être, de vivre et de réagir anormale du système nerveux, un état de névrose, en un mot ».

Sauf la conception récente de M. Teissier, exposée plus haut, on ne connaît aucune lésion organique dans la neurasthénie ; elle a, pour causes, le triple surmenage physique, intellectuel et moral ; soit encore l'intoxication tabagique, alcoolique ou autre. Il existe encore une neurasthénie de nature infectieuse et réflexe. « Le neurasthénique vrai, dit Gilles de la Tourette, est un épuisé, c'est un surmené qui a déchargé complètement sa pile et se trouve dans la nécessité de se refaire au moral comme au physique ».

Dans les *Archives d'anthropologie criminelle de 1900*, M. Tournier, faisant une étude synthétique sur l'étiologie des principales névroses, s'exprime ainsi : « Le mécanisme d'action des causes de neurasthénie m'a paru se réduire, en dernière analyse, toujours à l'idée persistante d'une atteinte à l'instinct de sociabilité, d'une diminution de la vie sociale de l'individu. »

Pour M. Tournier, la condition première de la neurasthénie, c'est l'idée de diminution, l'idée consciente de dépression qui n'existe que dans l'imagination du malade Elle peut créer la vraie dépression vitale et le fonctionnement morbide de l'organisme.

C'est le ressassement de cette idée d'atteinte à la vie sociale qui conditionne l'établissement de la neurasthénie.

Les conditions de la constitution de l'idée fixe morbide de la neurasthénie sont pour M. Tournier, la crainte exagérée de la perte du bonheur familial ou même social qui hante souvent les individus atteints de la syphilis, ou encore la fausse interprétation des conséquences d'une tare physique ou d'une maladie quelconque.

« Un autre groupe, dit-il, de causes de très grande importance, comme l'a bien vu M. Bouveret, comprend toute passion déprimante, en particulier, la mort des enfants, les pertes d'argent, les revers de fortune, les préoccupations d'argent, les insuccès à des examens, les déceptions d'ambition politique. »

Il faut ajouter que la diminution réelle de la participation à la vie sociale où familiale, l'atteinte portée aux manifestations affectives peut sans doute agir directement. M. Tournier insiste sur ce fait que l'idée fixe des neurasthéniques est consciente, contrairement aux idées fixes des hystériques (comme par exemple celles qui déterminent les paralysies) qui sont inconscientes. C'est pourquoi les neurasthéniques ressentent le besoin de parler et de décrire les symptômes de leur affection.

La consolation a de la puissance sur eux alors que chez les hystériques il faut « pénétrer dans l'inconscient pour y implanter des idées contraires à l'idée fixe ».

Ce point serait à discuter ; il y a des symptômes créés par l'imagination, des idées fixes constituées par une vraie auto-suggestion qui se réalisent dans l'inconscient et, alors, le simple traitement moral, la simple réfutation n'a pas d'empire sur les malades. On est obligé de recourir à la suggestion avec hypnose pour obtenir la

docilité de l'individu, pour que les idées suggérées pénè-
trent dans son cerveau à l'état inconscient temporaire.
Il y a des cas avérés qui résistent même à ce moyen et
on est obligé alors à s'ingénier à inventer de nouveaux
moyens de psychotérapie, comme l'a fait M. Bernheim en se servant de l'entrainement suggestif, mais
nous n'y insistons pas, car ce sujet ne rentre pas dans le
cadre de notre travail. Cette courte remarque sur la
résistance de ces symptômes fortement organisés à tous
les moyens, montre la nécessité de porter tous ses
efforts sur l'éducation, pour amoindrir la suggestibilité et empêcher les idées fixes de se produire.

Nous avons exposé les idées de M. Tournier, car,
si nous les avons bien comprises, elles peuvent nous
servir de point de départ pour envisager l'éducation
défectueuse comme cause prédisposante à la neurasthénie.

D'après lui, la névrose est amenée par l'idée persistante d'une atteinte aux instincts sociables de l'individu.

Notre conviction intime est qu'un surmenage lent, de
quelque nature qu'il soit, épuise progressivement la
cellule cérébrale ; ou qu'un choc brusque neutralise subitement les forces du cerveau, lui enlève la plénitude
habituelle de ses fonctions et supprime tout contrôle
de la conscience, en mettant en jeu l'automatisme
cérébral ; cet état spécial du cerveau se prête admira-
blement à la suggestion.

De nombreux malaises, purement subjectifs, sont
ressentis, et, s'associant à l'affaiblissement temporaire
des facultés psychiques supérieures, donnent à l'in-

dividu l'idée que sa personnalité psycho-morale est amoindrie, qu'il est incapable d'accomplir la tâche que lui impose la vie sociale. Cette diminution personnelle n'est, au début, qu'imaginaire ou peu fondée; elle peut, à la longue, devenir réelle. Telle est, nous semble-t-il, l'origine de la neurasthénie. L'éducation, qui ne prépare pas suffisamment à l'activité sociale, qui, en surmenant l'enfant, ne prévient pas l'épuisement de son système nerveux, qui exalte son imagination, amène par cela même, sa suggestibilité et dispose l'esprit à concevoir, pour une cause futile, l'idée d'une atteinte à l'instinct de sociabilité, celle-ci, à son tour, produira une dépression morale et physique et deviendra la cause de toute une série de symptômes neurasthéniques.

Les auteurs ont donné de la neurasthénie la classification suivante : d'un côté, la neurasthénie simple, pure, primitive, vraie, acquise ; d'un autre côté, la neurasthénie secondaire, fausse, héréditaire, pseudo-neurasthénie, neurasthénie accompagnée de dégénérescences.

En 1896, apparaît la thèse : la Neurasthénie et les états neurasthéniformes. L'auteur, M. Veuillot, a eu pour but de simplifier la question, d'y porter la clarté en établissant une nouvelle division. Selon lui, il y a une neurasthénie vraie, simple, pure, qui est indépendante de l'hérédité, et a pour cause un choc moral violent, ou le surmenage intellectuel. Constituée le plus souvent brusquement, elle n'apparaît que chez l'adulte avec des signes caractéristiques bien établis, toujours les mêmes. Elle est exempte des troubles psychiques. En dehors de la neurasthénie *acquise*, M. Veuillot définit les états *neurasthéniformes*: tous ceux qui présentent les caractères de la neurasthénie, avec cette différence qu'ils sont toujours sous la dépendance de l'*hérédité*, que les causes prédisposantes sont souvent très futiles et peu importantes, que leur évolution est lente, leur pronostic, au point de vue de la persistance des symptômes morbides, très sérieux et très grave.

Il y a une certaine mobilité des symptômes, un changement fréquent dans l'état des sujets atteints, une succession continuelle d'améliorations et d'aggravations. Ainsi, au point de vue psychique, les malades présentent des alternatives de dépression et d'excitation.

Cette description de M. Veuillot met, en effet, beaucoup de clarté et de simplicité dans la classification de la neurasthénie.

Il nous semble plus simple de dire, au lieu des états neurasthéniformes, la neurasthénie *par hérédité*, c'est-à-dire la neurasthénie se développant sur un terrain prédisposé par hérédité, contrairement à la neurasthénie *acquise*, qui peut être créée de toute pièce chez les individus normaux sans aucune tare héréditaire. Pourquoi, en réalité, refuser à cette forme le nom de neurasthénie? Les symptômes caractéristiques, dits stigmates, existent dans l'affection héréditaire. Celle-ci est seulement compliquée de quelques troubles psychiques qui appartiennent plutôt à l'hérédité.

Admettant ces deux formes : *neurasthénie acquise et neurasthénie par hérédité*, nous tâcherons, d'abord, de donner une description rapide des symptômes qui sont communs à toutes les deux. Ensuite nous parlerons de ceux qui sont propres à la neurasthénie héréditaire.

Les symptômes classiques, ce que Charcot a désigné sous le nom de *stigmates*, qui sont caractéristiques pour la maladie de Béard, comme les stigmates hystériques pour l'hystérie, sont : la céphalée, surtout sous forme de casque neurasthénique (Charcot appelle ces malades, les *galeati*), la rachialgie, l'amyosténie.

Céphalée. — Cette douleur le plus souvent n'est pas aiguë, c'est plutôt une douleur sourde, une sensation de pesanteur ou de vide dans la tête, elle est le plus souvent diurne, surtout accentuée le matin au réveil ; elle n'est pas continue, elle est augmentée après le travail intellectuel ou après les émotions morales et diminuée par le calme.

La rachialgie est une douleur que le malade éprouve le long de la colonne vertébrale, elle est surtout intense au niveau du sacrum et de la région cervicale (plaque sacrée et cervicale de Charcot).

Asthénie neuro-musculaire. — Consiste en un affaiblissement de la force motrice, une sensation de brisement, une courbature douloureuse dans les membres inférieurs et supérieurs. Cet affaiblissement général oblige quelquefois le malade à garder le lit pendant des semaines entières.

Vertiges. — « Dans le vertige neurasthénique comme dans le vertige de Ménière, dit M. Charcot, le sol semble se soulever pour s'abaisser ensuite, la sensation est la même que celle qu'on éprouve sur un bateau lorsque la mer est agitée ; mais dans les vertiges auriculaires, les sensations de déplacement sont toujours plus brusques et plus intenses. »

Souvent aussi les neurasthéniques croient être entraînés de côté, c'est le vertige de translation, il peut apparaître aussi sous d'autres formes.

Les troubles dyspeptiques consistent en une sensation de lourdeur et de plénitude de l'estomac accompagnée des baillements, des rougeurs, de bouffée de chaleur au visage, de lassitude générale et de torpeur intellectuelle. La digestion est lente : il y a des régurgitations, de la constipation.

Les troubles oculaires consistent en une faiblesse toute particulière de la vision, à laquelle les auteurs américains ont donné le nom d'anesthénopie neurasthénique; l'œil se fatigue très rapidement, toute tentative de travail, tout effort de vision un peu prolongé, provoque une sensation pénible de tension douloureuse dans les globes oculaires, puis la vue se trouble, les objets deviennent confus.

Chez quelques neurasthéniques les pupilles sont dilatées d'une façon permanente; quelquefois la dilatation alterne avec le resserrement. Les pupilles peuvent présenter une inégalité passagère.

Béard a signalé la congestion de la conjonctive.

Troubles auriculaires. — Il existe chez certains malades une extrême sensibilité auditive, très douloureuse. Parfois des bruits subjectifs, sifflements, bourdonnements, sont perçus. On peut aussi constater chez quelques neurasthéniques *des troubles circulatoires.* Les palpitations sont fréquentes; elles surviennent par accès, sous l'influence d'une émotion ou de l'exercice. Parfois il existe un certain degré d'arythmie. Quelques malades ont des accès de pseudo-angine de poitrine.

On signale aussi des troubles des *organes génitaux* qui consistent en impuissance chez l'homme, en troubles utéro-ovariens chez la femme.

Les troubles du sommeil. — Les insomnies se produisent de différentes manières.

Les malades s'endorment facilement, mais le sommeil est accompagné de rêves terrifiants, de cauchemars pénibles; il est interrompu de réveils fréquents.

D'autres malades ont une très grande peine à s'endormir, ils sont agités, énervés, impatients; il y a chez eux une excitation excessive du fonctionnement cérébral avec diminution notable du contrôle. Ce sont toutes les facultés inférieures qui sont en jeu. L'imagination s'exalte, l'émotivité s'exaspère. Les objets soumis à l'examen apparaissent sous une forme toute différente de celle qu'ils offrent, quand l'esprit est reposé. Les chagrins éprouvés sont amplifiés démesurément. Les plans et projets les plus bizarres sont conçus, les jugements les plus invraisemblables sont formés. Le lendemain, les malades eux-mêmes s'étonnent d'avoir ajouté foi aux créations chimériques de leur cerveau excité. Mais il faut relever et souligner avec insistance ce fait important que ce travail acharné, effectué la nuit par l'esprit malade, projette une ombre sur les opérations psychiques ultérieures. Pendant les moments de calme, subitement peut jaillir du fond de l'inconscient l'idée inquiète, si invraisemblable soit-elle, qui a été créée de toute pièce et déposée dans l'esprit pendant une nuit d'insomnie. Elle a beau être désapprouvée par le raisonnement, elle revient quand même avec obstination et cause une double souffrance, par sa tristesse propre, et la conscience que le malade éprouve de l'impuissance de sa volonté.

Pour nous, les insomnies, par la complication qu'elles amènent, priment en gravité tous les autres symptômes de la neurasthénie. Elles produisent l'épuisement nerveux et créent, par le fait, toute une série de phénomènes pathologiques, physiques et psychiques qui se renforcent mutuellement et s'enchevètrent au point que l'on ne peut démêler ce qui était primitif ou secondaire. Les insomnies diminuant le contrôle cérébral, exagèrent l'automatisme, accroissent l'émotivité, la suggestibilité.

D'autres fois ce n'est pas la surexcitation nerveuse qui empêche les malades de s'endormir; ils restent tranquilles, sans exécuter le moindre mouvement qui pourrait chasser le sommeil tant souhaité, et pourtant, ce dernier est long à venir. Ici c'est la crainte, c'est l'idée d'impossibilité de s'endormir qu'ils se sont suggérée qui trouble le sommeil. Ce fait fut déjà constaté par Hack Tuke : « On sait, qu'il suffit à bien des gens d'attendre le sommeil pour qu'il vienne, qu'à d'autres il suffit qu'ils soient pénétrés de l'idée que le sommeil ne viendra pas, pour qu'ils restent dans l'insomnie pendant de longues heures. » Si le premier mode d'insomnie est redoutable par ses conséquences, celui dont nous parlons maintenant a les mêmes effets, mais il est surtout grave par sa résistance à tous les moyens de traitement. Dans les insomnies par excitation cérébrale, en calmant celle-ci par le repos, l'hygiène, les toniques, et (dans le cas d'épuisement dû au surmenage, par la suppression des causes qui l'entretiennent et l'ali-

mentent), on arrivera facilement a faire réapparaître le
ommeil normal. Pour combattre les insomnies par
auto-suggestion, il n'y a qu'un seul moyen, c'est la psy-
cho-thérapie ; et souvent on est obligé de recourir à la
suggestion à l'état d'hypnose pour parvenir à enlever
l'idée qui s'est enracinée dans le cerveau. La guérison
sera d'autant plus difficile à obtenir que les insomnies
auront duré plus longtemps.

Cette peur de l'insomnie peut dégénérer en état phobique. Elle présente diverses modalités : ou bien elle
constitue la préoccupation perpétuellement obsédante,
dominant toutes les autres opérations psychiques ; ou
bien elle n'apparaît avec force que par intervalles,
plusieurs fois dans la journée ou d'autrefois elle ne
revient que le soir, effacée jusqu'alors par des distractions diverses.

Souvent les sujets se rendent parfaitement compte
que l'unique cause de leur insomnie, c'est la peur de
ne pas voir venir le sommeil. Et ils épuisent tous les
efforts de leur volonté à combattre cet état ; mais,
plus ils préméditent les moyens qui pourraient être
efficaces, plus le sentiment de cette crainte s'exaspère.

L'idée qui constitue la conviction est déposée dans
la conscience et y règne tyranniquement. M. Régis
dit que les neurasthéniques sont souvent empêchés
de dormir parce qu'ils ont peur de mourir pendant
le sommeil ; ou bien c'est la peur de ne pas pouvoir s'endormir, qui fait fuir le sommeil. Il y a d'autres insomnies par crainte inconsciente, comme dans
le cas très intéressant, étudié par M. Janet, d'une
malade privée du sommeil par la peur inconsciente

de revoir en rêve la scène douloureuse de la mort
de son enfant. Cette peur inconsciente, n'a été révélée
que par les paroles prononcées dans le rêve. M. Janet
attribue beaucoup de cas d'insomnie, chez les psychasthéniques, à l'affaiblissement de la volonté. Evidemment, c'est une cause très importante et beaucoup de
malades qui s'analysent bien comprennent qu'ils dési-
rent et souhaitent très vivement : mais ils ne savent
pas « vouloir dormir ! »

D'autre fois, la volonté s'absente au moment
où sa présence est le plus nécessaire pour arrêter le
cours des idées qui font fuir le sommeil. Souvent
il faut chercher le point de départ des insomnies
dans les veillées prolongées imposées par les travaux intellectuels ou par les distractions. L'excitation
nerveuse temporaire crée des insomnies, qui, sous
l'effet de l'habitude contractée, se prolongent même
quand la fatigue a disparu. Les plus opiniâtres sont
les insomnies, comme nous l'avons dit, *par suggestion*, et aussi par habitude. M. Bernheim cite un cas
d'insomnie où l'on ne peut invoquer aucune autre cause
que l'habitude, et qui a résisté à son traitement par
suggestion appliqué avec beaucoup de persévérance.
Pourtant, on sait que les insomnies les plus tenaces
ont cédé à son intervention habile. Vouloir combattre
les insomnies chez les neurasthéniques par les somni-
fères reste le plus souvent inefficace ; des doses doubles
n'y réussissent pas, toutes les doses autres ne produisent, quelquefois, que de l'excitation cérébrale, la
nuit, et de la dépression le lendemain, souvent même
de l'aggravation des symptômes psychiques. Est-ce de

l'idiosyncrasie ? Ce terme, en général, n'explique pas bien le fond des choses. Nous ne croyons pas que la différence de réaction aux médicaments tienne à une véritable idiosyncrasie, mais bien à l'effet de la simple auto-suggestion.

Si les neurasthéniques, continuellement inquiets et préoccupés, présentent de l'excitation cérébrale passagère après l'ingestion d'un remède, même calmant, ce fait ne découle que de l'imagination éveillée. D'ailleurs, c'est un fait constant que les neurasthéniques qui recherchent tant les médecins (qui sont comme le dit M. Charcot « assommants, car ils sont assommés ») redoutent les médicaments. Cette crainte est d'origine complexe. La neurasthénie ayant le plus souvent pour cause un surmenage quelconque, et la plupart des symptômes découlant de l'auto-suggestion, n'est-ce pas par une sorte d'instinct que le sujet pressent l'inutilité de médicaments ?

D'autre part, les neurasthéniques qui s'inquiètent de tout changement de leurs facultés supérieures et qui sont portés à l'analyse la plus minutieuse de toutes les inflexions de leur âme malade, présentent une sensibilité extrême et leur esprit raffiné donne préférence, soit consciemment, soit automatiquement, à l'influence morale en rejetant les médicaments comme n'ayant pas prise sur eux. Et en réalité, surtout en ce qui concerne les insomnies, les médicaments apportent rarement un sérieux soulagement.

Les insomnies deviennent le plus grand désespoir des malades. Il faut encore relever ces faits que les sujets, guéris de leurs symptômes physiques, conservent le plus souvent, pendant de longues années, des troubles psychiques et des insomnies. Sous tous les autres rapports, ils ont une bonne santé, mais l'insomnie entrave en grande partie leur activité. Leur excitation cérébrale pendant les nuits blanches, ainsi que la conviction qu'ils sont inguérissables les dépriment moralement et leur suggèrent quelquefois l'idée du suicide.

De tout ce qu'il a été dit, il est facile de comprendre qu'un devoir s'impose, celui de chercher à prévenir les insomnies, et cela depuis le plus jeune âge, chez les enfants nerveux qui y sont prédisposés. Nous avons vu que les devoirs scolaires, les examens troublent souvent le sommeil des enfants nerveux. Les fortes émotions (peur, mauvais traitements, etc.) produisent le même effet. Aussi les veillées prolongées, les distractions impressionnantes, les soirées doivent être soigneusement bannies.

Il ne faut pas oublier non plus que les enfants nerveux sont très suggestibles, dès que l'on parle devant eux d'insomnie : une occasion quelconque les privant une fois du sommeil peut leur donner la crainte de ne pas pouvoir dormir.

Chez les jeunes candidats à la neurasthénie, les insomnies peuvent être provoquées par tout ce qui excite leur imagination, par exemple la lecture des livres, surtout quand ces livres sont lus avant le sommeil.

Il faut donc régler soigneusement la lecture chez les enfants, la conformer à leurs tendances individuelles, à leur émotivité plus ou moins grande. Les faits peints sous des couleurs attrayantes les prédisposent au romanesque ; les héros des contes fantastiques excitent leur admiration ; ils veulent les imiter. D'ailleurs, peut-on prévoir quelle impression produira un récit, quels projets invraisemblables rouleront les jeunes cerveaux sous l'influence de la lecture? La vie réelle peut leur apparaître monotone, triste, sans intérêt ; ils voudront vivre, agir, sentir, comme les personnages de leurs lectures. A leur tour, ils forgeront des romans sous l'empire des rêveries, qui, nous l'avons vu, deviennent le point de départ des insomnies.

Les symptômes du domaine psychique. La dépression cérébrale tient une grande place dans la séméiologie de la neurasthénie ; c'est une diminution des réactions coordonnées et conscientes, de la résistance aux sensations et aux impressions morales. C'est une impotence psychique, l'effort intellectuel un peu prolongé est impossible. Cette impuissance mentale consiste en impossibilité de comprendre les pages lues, quelquefois même les paroles entendues. De là difficulté de prendre part à une conversation, de rédiger une lettre ; le neurasthénique déprimé ne peut suivre le coursde ses idées. Souvent, dans une réunion, il est obligé de garder le silence ; à un degré plus avancé de son affection, il lui arrive de dire précisément le contraire de ce qu'il voulait dire.

On dirait que la faculté de perception est atteinte, les impressions venues de dehors ne veulent pas être perçues par le cerveau épuisé ; le malade essaye en quelque sorte de matérialiser un effort pour exciter le jeu des fonctions cérébrales, il comprime son front entre ses mains. Les associations d'idées se font avec lenteur, même chez l'homme le plus intelligent. L'ouvrier, devant un ouvrage manuel dont il a l'habitude, ne trouve plus son habileté et son initiative antérieures. En outre, les malades ressentent du dégoût et de la paresse.

La fatigue précoce que produit tout effort intellectuel portant sur la comparaison des idées, diminue la sûreté du jugement ; de là des erreurs d'appréciation.

Cet effort est moins pénible s'il s'agit d'un cas étranger aux occupations habituelles, d'où se dégage la conclusion que les neurasthéniques doivent varier leurs sujets d'études.

L'attention est notablement diminuée, l'esprit du malade s'égare sur des pensées accessoires.

La mémoire aussi est affaiblie, les images de choses vues sont difficilement évoquées : l'amnésie porte surtout sur les noms propres.

Cette impuissance intellectuelle dont nous venons de parler est réelle dans les neurasthénies graves. Mais au début de l'affection, elle est plutôt un signe subjectif dénotant la crainte qu'a le malade de subir, à son insu, une sorte d'auto-suggestion.

La dépression morale est un symptôme de neurasthénie constant : pas d'énergie morale chez les malades, ils se découragent vite et tombent dans une profonde tristesse. Un mot insignifiant les met au désespoir ; pour un motif futile, tous leurs projets s'évanouissent. Les uns s'irritent en constatant leur état; cette préoccupation continuelle les rend anxieux et influe sur leur caractère. Les petits ennuis de la vie courante, un simple bruit importun sont pour eux autant de causes d'impatience et d'emportement.

D'autres malades, au contraire, s'abandonnent à leur affaiblissement, deviennent apathiques, indifférents à tout ce qui les entoure, sans chercher à se soustraire à cette dépression envahissante.

« Ils ne sont sensibles, dit Dagonet, qu'aux désillusions et ne peuvent trouver aucune joie sans mélange de préoccupations tristes, et de craintes pour l'avenir. L'activité de la vie est un lourd devoir qu'ils acceptent avec résignation. Ils ignorent la joie de vivre et le plaisir de l'acte à accomplir. Le caractère de cet état consiste dans l'impuissance psychique. Des efforts psychiques amènent vite une fatigue disproportionnée et une irritabilité exagérée ; de là des explosions impulsives non motivées, une méfiance absurde. »

C'est à propos des symptômes psychiques que nous voulons insister sur la *neurasthénie par hérédité* qui se distingue de la *neurasthénie acquise* par la précocité du début des accidents névropathiques, par leur intensité, leur résistance à tous les moyens thérapeutiques, par les alternatives de dépression et d'excitation cérébrale qu'ils produisent.

Le neurasthénique héréditaire est surtout remarquable par l'instabilité de son caractère, la bizarrerie de ses goûts et de ses penchants, l'excentrité réelle de son esprit.

La dépression peut être plus profonde que dans la neurasthésie acquise, elle s'accompagne, à certains moments, d'une souffrance invincible allant jusqu'au désespoir. C'est alors que les malades soumettent

toute leur personalité psycho-morale à une critique
excessivement sévère, véritable crise *d'auto-accusation,*
où leur pessimisme poussé à outrance leur montre,
sous les couleurs les plus sombres, le passé, le présent
et l'avenir. Le malade n'a pas foi au bonheur, il doute
de lui-même et des autres, tout est pour lui sujet de
peines et de tourments, il lui semble que la souffrance
est son unique lot sur la terre ; l'existence lui pèse,
l'idée de la mort l'obsède.

Cet état change brusquement pour la cause la plus
insignifiante. A la dépression succède l'excitation, la
tristesse fait place à la joie, un besoin de rire fou rem-
place des larmes qui semblaient intarissables.

Cette instabilité émotionnelle fait que le même objet
revêt, selon les dispositions du moment, un aspect
joyeux ou sombre. Le malade est continuellement porté
aux extrêmes, il s'étonne de son impuissance morale
antérieure, il a plutôt de la tendance à outrer ses qualités, il a du courage, de la hardiesse, tous ses semblables lui semblent bons. Pourtant il a conscience de
l'exagération, de la futilité, de l'anomalie de cette
bonne humeur, il en résulte une vague inquiétude ;
l'idée triste traverse, avec la rapidité d'un éclair, son
cerveau excité.

Le trait caractéristique, commun d'ailleurs aux
neurasthénies *acquises* et aux neurasthénies *héréditaires,* c'est la méfiance du malade envers lui-même et
envers les autres, jointe le plus souvent à une extrême
susceptibilité.

En examinant, en général, l'état mental des neurasthéniques, il ne faut pas oublier qu'ils s'examinent

tous avec une persévérance extrême, s'analysent avec une minutie toute particulière. On pourrait les diviser en deux catégories : ceux qui éprouvent le besoin de confier leurs sensations intimes, recherchant avec avidité l'auditeur complaisant qui leur prodiguerait quelques paroles d'encouragement ou de consolation ; et ceux qui, craignant, au contraire, de révéler leur être moral ou psychique, cachent leur névrose et s'irritent quand on y fait allusion. Ce phénomène est surtout accusé chez les sujets malades depuis longtemps et qui ont acquis l'expérience que leur état s'aggrave à force d'en parler.

L'impressionnabilité est très exagérée chez les neurasthéniques. Des événements, sans importance pour les autres, les frappent vivement ; ils ont besoin de fortes émotions et mettent une sorte d'amour-propre à éprouver des souffrances inconnues de leurs semblables. Max Nordau dit, dans un de ses ouvrages, qu'il y a des sujets « d'une sensibilité raffinée, fiers d'être émotionnés jusqu'aux profondeurs de leur âme, de vibrer là où les autres restent placides ; ils ne se doutent pas que leur émotivité est l'effet de la maladie et n'éveille que la pitié ».

La sensibilité subit le même développement morbide. Ne vivant que par leurs états affectifs, susceptibles jusqu'au plus haut degré, eux-mêmes sont très sensibles aux peines et aux souffrances des autres. « Rien n'est plus admirable que cet état nerveux, dit Sandras, lorsqu'il est au service d'une bonne tête et d'un bon cœur. »

Les idées fixes, les obsessions et les phobies ont été

considérées pendant longtemps comme faisant exclusivement partie du domaine de l'aliénation mentale : on les considérait comme des stigmates de dégénérescence. Les auteurs qui ont repris cette question durant ces dernières années ne sont plus si affirmatifs dans leurs conclusions. M. Féré déclare : « Considérer tous les effets émotifs comme des stigmates de dégénérescence nécessairement inaccessibles au traitement, constitue une théorie non seulement erronée, mais néfaste. »

La plupart des auteurs qui ont étudié la neurasthénie ne rejettent pas les états anxieux et les idées fixes de cette névrose. Le premier à citer est Béard ; après lui, MM. Bouveret et Ballet. Charcot élimine de la neurasthénie les états anxieux. L'opinion de M. Levillain tient le milieu entre les théories extrêmes de Charcot et de Béard. Il décrit, dans sa monographie sur la neurasthénie, les obsessions et les phobies mais il les regarde plutôt comme une complication de cette névrose et il les fait dériver d'une tare héréditaire. M. Mathieu précise davantage en disant : « On n'est pas en droit de rejeter du cadre de la neurasthénie les faits dans lesquels les phobies sont en quelque sorte à l'état rudimentaire. » Il admet qu'on doit attribuer à la dégénérescence les états anxieux intenses.

Nous nous rangerons à cette dernière opinion, et il nous semble très important de ne pas négliger ces phénomènes mentaux.

A force d'analyser très minutieusement l'état psychique des neurasthéniques, on trouve toujours quelque légère déviation du type normal dans la psychicité de ces malades. Évidemment les états phobiques « allant jusqu'à la crise angoissante » (Levillain), les idées fixes, les obsessions absurdes d'une extrême intensité, d'une persistance invincible, à forme impulsive, aux tendances irrésistibles, aux actes violents, voire criminels, ne peuvent être classés que parmi les stigmates de dégénérescence de la folie.

Dans cette atténuation, que de degrés successifs, à transitions presque insensibles, depuis l'idée fixe à formes intenses jusqu'à l'état normal !

Qui n'a pas fait cette expérience, pour son propre compte, d'être obsédé par une phrase, une idée sans valeur, un nom, un air de musique qui surgit tout à coup d'un coin de la mémoire.

Chez les sujets en santé vigoureuse peut apparaître le phénomène de répétition opiniâtre d'une idée, surtout si elle a pris naissance sous l'impulsion d'un choc moral, de soucis, de chagrins. Sans être dégénéré, la préparation d'un examen, l'obligation de terminer un travail à temps, le chagrin de voir un malade dans la famille constitueront chez tel individu une préoccupation constante. A un degré de plus, le surmenage intervenant, le cerveau épuisé ne saura pas réagir ; cette préoccupation deviendra morbide, passera à l'état d'idée fixe, de véritable obsession.

Les théories sur l'origine des idées fixes sont très contradictoires. Les unes voient volontiers dans les obsessions, comme élément trouble, élément essentiel, le trouble de l'idéation. L'idée prédominante s'impose avec tyrannie; l'élément émotif, l'angoisse, passe au second plan ; il en résulte une lutte de la volonté défaillante et de l'idée envahissante. Cette théorie a pour défenseur Westphal, Viraft-Ebing, Magnan, Mickle. Citons, à ce propos, l'opinion de Viraft-Ebing qui dit : « La réaction de la représentation obsédante sur la vie émotive du malade, est particulièrement importante. L'obsession provoque une angoisse réactive violente allant jusqu'aux explosions de désespoir et aux crises nerveuses. » Arnaud écrit dans la *Semaine médicale* de 1901 : « L'obsession est avant tout une maladie de la volonté. »

A côté de cette théorie, il en existe une autre toute opposée qui donne, dans le mécanisme des idées fixes, la première place à l'émotion. Morel est pour ainsi dire créateur de cette théorie. Les auteurs qui la partagent sont : Berger, Hans Kaan, Friedenreich, Schnele, Wille Ballet, Dallemagne. Séglas dit : « L'obsession repose toujours sur un fond d'émotivité pathologique, » et Féré : « Les idées fixes ont leur origine dans l'émotivité morbide. »

M. Régis écrit dans la *Semaine médicale* de 1901, n° 24 : « La meilleure preuve que l'on puisse donner du rôle considérable de l'émotivité dans la genèse de l'obsession, c'est qu'elle en constitue l'élément constant et indispensable ; supprimons en effet, par la pensée, l'anxiété, l'angoisse, etc. qui accompagnent l'idée obsédante, du même coup l'obsession disparaît. Retranchons-en, par contre, l'idée fixe qui la caractérise, en laissant substituer les troubles émotionnels concomitants, il y a toujours état obsédant. »

Il y a un troisième groupe d'auteurs qui donnent une priorité exclusive à l'élément émotif, si bien qu'ils sont allés jusqu'à créer une névrose à part : une névrose d'angoisse avec obsession et phobie. Ce sont Hecker et Freud en Allemagne, et Tournier en France.

Nous avons vu que beaucoup d'auteurs n'excluent pas les idées fixes, les phobies du domaine de la neurasthénie ; outre ce que nous avons cité, rappelons que Mickle et Régis sont du même avis.

Parmi tous les neurasthéniques que nous avons observés nous en avons vu souvent qui présentent des idées fixes, si peu prononcées soient-elles, sauf le cas particulier où les malades ne savent pas bien analyser leurs états psychiques et où il faut insister pour révéler leur existence. L'état émotionnel est chez eux toujours primitif ; l'idée obsédante revient avec opiniâtreté à la suite d'une émotion occasionnelle, d'un chagrin, où elle est greffée sur un sentiment d'anxiété. Celle-ci est bien prononcée chez quelques malades. C'est un état émotionnel vague, difficile à définir, une peur indéterminée, irraisonnée, une *douleur atroce d'âme*, selon l'expression des malades, un état permanent de tension émotive qui éclate brusquement par paroxysme à propos de tout et de rien, comme une décharge de fluide émotionnel, accumulé en excès dans l'organisme. Une idée, une émotion, une sensation quelconque suffisent, le moment venu, pour provoquer la décharge ; celle-ci peut même se produire pendant le sommeil sous la forme de chocs anxieux, de réveils brusques, avec angoisse respiratoire (Régis).

« La *peur d'avoir peur*, dit Féré, est un phénomène commun dans la neurasthénie » (Board). Un malade qui peut, d'ailleurs, n'avoir jamais été exposé à la peur, vit dans l'appréhension permanente de cette émotion et de ses effets physiques possibles.

Ribot fait remarquer : « En outre de toutes les phobies particulières, il existe quelques observations d'un état vague, mais permanent, d'anxiété ou de terreur qu'on a nommé panophobie ou pantophobie (Béard) ; c'est un état où on a peur de tout et de rien, où l'anxiété, au lieu d'être rivée à un objet toujours le même, flotte comme dans un rêve et ne se fixe que pour un instant, au hasard des circonstances, passant d'un objet à un autre. »

Cette anxiété diffuse est assez fréquente chez les neurasthéniques, avons-nous dit.

Les auteurs rattachent aussi à cette névrose les phobies systématisées ou phobies proprement dites : on a décrit l'astrophobie, peur des orages ; la pathophobie, peur des maladies ; l'anthrophobie, peur des foules ; la monophobie, peur de la solitude, etc. ; n'insistons pas sur leurs classifications, il nous semble que ces phobies existent dans la neurasthénie, mais plus rarement et à condition que la névrose soit héréditaire et présente une certaine gravité.

Les neurasthéniques sont aussi prédisposés à l'hypocondrie, la plupart des auteurs sont de cet avis. « La tendance à l'hypocondrie, dit Mathieu, est habituelle chez les neurasthéniques. Volontiers, ils voient les choses en noir ; volontiers, ils se croient atteints de maladies graves, mortelles... Ils se découragent facilement : ils se voient, par exemple, menacés d'être obligés de renoncer à leur vocation, à leurs occupations, aux travaux de leur profession, aux biens du présent et aux espérances de l'avenir par le fait de leur maladie. »

MM. Bouveret et Levillain admettent aussi l'hypocondrie neurasthénique.

« En outre, tous les neurasthéniques sont des préoccupés, déclare M. Duprat, beaucoup ont l'apparence des mélancoliques ; ils s'inquiètent de leur maladie, en recherchent les causes, éprouvent à tout propos de violentes douleurs qu'ils attribuent immédiatement à des affections graves. »

CHAPITRE II

DE L'HÉRÉDITÉ DANS LA NEURASTHÉNIE

Dans l'exposé des symptômes de la neurasthénie, nous avons signalé que cette névrose présente deux formes :

1° La neurasthénie par hérédité;

2° La neurasthénie acquise.

C'est la seule névrose qui puisse affecter des sujets dans les antécédents héréditaires desquels il n'y a rien à constater au point de vue des affections nerveuses.

Étant créée de toute pièce (Déjerine), elle donne naissance au nervosisme sous n'importe quelle forme et, par transformations successives de génération en génération, elle peut engendrer tout un groupe d'affections du système nerveux. C'est ce groupe qui constitue la famille nerveuse de Féré et la neurasthénie y apparaît en tête comme *primum movens*.

En cas de convergence d'hérédité nerveuse, c'est-à-dire lorsque les deux générateurs sont atteints et qu'aucun élément sain ne vient atténuer la morbidité, et surtout lorsque cette convergence héréditaire patholo-gique se poursuit pendant plusieurs générations, le terme ultime de cette accumulation du nervosisme peut abou-tir non seulement à la dégénérescence, mais même à l'extinction de la race.

Mais si la neurasthénie peut donner naissance à un état nerveux plus ou moins accentué, elle-même peut provenir de différentes maladies nerveuses, telles que l'hystérie, l'épilepsie, la neurasthénie, ou même seulement de l'alcoolisme, du fait de la consanguinité des ascendants. Dans ce cas elle porte le nom de neurasthénie par hérérédité.

L'hérédité dans la neurasthénie, comme dans les autres affections, peut être homologue, c'est dire alors qu'un neurasthénique a eu des parents atteints de la même névrose ; ou bien l'hérédité peut être hétérologue, c'est lorsque l'affection nerveuse se transmet sous une forme différente.

D'après M. Charcot la transmission des névroses de génération en génération leur fait subir presque fatalement des transformations successives. Il n'admet l'hérédité homologue qu'exceptionnellement. Cet avis n'est pas partagé par tous les auteurs.

En ce qui concerne la neurasthénie, l'hérédité similaire dans cette névrose est admise par presque tous les neurologistes. Elle existe sûrement en effet et n'est même pas exceptionnelle.

L'observation VII en est un exemple.

La gravité toute spéciale de la neurasthénie par hérédité est signalée par la plupart des auteurs. Il y en a même qui la considèrent comme absolument incurable. Il est évident que, surtout dans les cas d'hérédité convergente, quand les antécédents sont très chargés, lorsque le fonctionnement du système nerveux est profondément altéré, l'affection est très tenace. Nombreuses sont les observations de ces cas où on a beau épuiser toutes les ressources de la science ; on n'obtient qu'une amélioration temporaire suivie de fréquentes récidives. Pourtant, il nous semble permis d'espérer des résultats beaucoup plus satisfaisants de la psychothérapie qui, pour la neurasthénie acquise, même grave, assure déjà très souvent des guérisons complètes. Pour la neurasthénie par hérédité, qui est beaucoup plus rebelle, le traitement moral donnera peut-être à l'avenir, avec le perfectionnement des méthodes, des succès importants. Mais c'est surtout à la neurasthénie par hérédité, beaucoup plus qu'à la neurasthénie simple que convient la formule : « Mieux vaut prévenir que guérir. » Si l'on mettait, plus souvent et mieux qu'on ne le fait, cet axiome en pratique, l'humanité serait peut-être plus heureuse.

Au point de vue des névroses, on doit envisager une hérédité grave, convergente, qui imprime au système nerveux une modification tellement profonde qu'on peut la considérer comme définitive.

Dans ces cas l'hérédité produit peut-être, d'après l'hypothèse d'Arndt, admise par Déjerine, un arrêt de développement du système nerveux, ou seulement des troubles dynamiques, mais qui sont d'une grande intensité.

Devant de tels phénomènes, l'hygiène, la prophylaxie ou la thérapeutique doivent reconnaître leur impuissance.

Mais la constatation de ces cas désespérés, où l'être humain est marqué à sa naissance par le doigt de la fatalité et voué à une incurabilité absolue, n'autorise pas à rester inactifs devant tous les autres héréditaires.

L'hérédité en effet peut être moins chargée et peut apparaître à divers degrés de gravité moindre.

Elle peut seulement constituer une sorte de tendance de transmission des conditions pathologiques prédisposantes et parfois cette tendance n'est que bien faible encore.

Une graine presque desséchée germe pourtant si elle tombe dans un sol fertile où elle trouve abondamment les sucs nutritifs nécessaires à sa vie et capables de réveiller sa vitalité presque éteinte.

C'est un des plus sérieux devoirs, une tâche digne des plus grands efforts, que de chercher à annihiler, par une éducation convenable, cette faible tendance morbide héréditaire.

Souvent l'éducation, dirigée d'une manière défectueuse, favorise ces prédispositions très faibles au début. Dans des conditions favorables, qui stimulent son développement, elle devient affection constituée, et alors, tourmente l'individu durant toute sa vie. Nous attachons une importance de premier ordre à l'intervention intelligente, réfléchie et bien calculée que l'on peut avoir par l'éducation sur les enfants atteints de tare nerveuse héréditaire.

C'est là notre intime conviction et nul ne regrettera autant que nous, de ne pouvoir le démontrer d'une façon tout à fait certaine. En parlant des états neurasthéniques à forme héréditaire, M. Veillot dit dans sa thèse :

« Un seul moyen nous reste de restreindre cette névrose, qui tend de jour en jour à s'acclimater davantage, et de diminuer la fréquence de ses manifestations ;

une seule route peut nous conduire à ce but : la lutte
contre les méfaits de l'hérédité. Et nous possédons contre elle une arme de défense précieuse, quoique bien
dédaignée : l'éducation. »

M. Bouveret montre aussi combien la mauvaise
éducation peut renforcer l'hérédité morbide : « A la
prédispositoin héréditaire s'ajoute trop souvent l'influence funeste des mauvaises méthodes d'éducation.
Grâce à l'incurie des parents et des maîtres, l'enfant
reste longtemps capricieux, arrogant, entêté ; on né-
glige de développer en lui ces deux qualités éminem-
ment précieuses et qui devraient être le but de toute
éducation, une volonté éclairée par un jugement sain. »

Nous avons encore à considérer l'hérédité diver-
gente, à savoir les cas où des deux ascendants il n'y en
a qu'un seul qui lègue à ses enfants son triste héritage
de névrose, l'autre apportant, par contre, du sang sain,
ce qui peut d'autant atténuer la tare nerveuse.

Ici encore c'est à l'éducation que revient le rôle de
renforcer l'influence salutaire de l'élément psychique
et physique normal. Il faut, par tous les moyens
appropriés, lui donner la plus large impulsion, le fortifier autant que possible afin qu'il puisse étouffer et
dominer la tare nerveuse.

On ne doit pas non plus perdre de vue, qu'à côté de
l'hérédité directe existe l'hérédité collatérale, celle qui
provient des oncles, des tantes, etc. . .

De plus, il y a l'hérédité en retour, c'est celle qui
consiste en ce qu'un signe psycho-physique, physiologique, ou pathologique caractérisant les ancêtres recu-
lés, a pu rester à l'état d'une simple prédisposition,

latente pendant plusieurs générations et subitement se retrouver chez quelques descendants éloignés, constituant ainsi une forme d'hérédité, distincte et bien caractérisée. En entourant de soins tout particuliers les enfants nerveux, on peut arriver, par l'influence de l'éducation, à accentuer les effets salutaires de l'hérédité collatérale ou de l'hérédité en retour, et, au contraire, à neutraliser leurs effets néfastes.

En somme, il ne faut pas rester inactifs en face de ces enfants bizarres, émotifs, excitables outre mesure et sans causes plausibles, qui proviennent d'une souche nerveuse.

On ne peut connaître en quelle proportion vont s'associer, chez un individu, les hérédités morbides et celles qui sont salutaires. Toujours est-il qu'avant la constitution définitive du tempérament, elles entrent en lutte et se combattent les uns les autres. En aidant les bonnes, pourquoi ne pas espérer qu'elles finiront par remporter la victoire?

La question d'épargner à un être les pénibles souffrances qu'amène la neurasthénie, est assez sérieuse pour qu'on en plaide la cause et vaut vraiment la peine qu'on l'essaye toujours, puisqu'il y a des cas où les essais sont couronnés de succès. Il ne faut pas dire, au sujet des nerveux héréditaires, que les effets que l'on peut obtenir par l'éducation ne sont que des effets problématiques. Trop de scepticisme entrave les progrès de la science. « Pour s'évader de son hérédité, dit M. Lévy dans sa thèse, la première, la vraie condition, est de croire « l'évasion » possible. Si on n'y parvient pas de soi-même, il faut qu'un autre vous donne cette foi.

Certes, il est des malformations physiques, intellectuelles et morales, contre lesquelles tout effort resterait superflu. Mais toute hérédité n'est pas fatale. Un
fils de tuberculeux ne naît pas nécessairement tuberculeux, mais seulement tuberculisable. De même, chez
un issu de nerveux, la neurasthénie, l'hystérie, l'épilepsie attendront une occasion favorable, sinon pour
éclore, au moins pour se manifester bruyamment. Une
hygiène soigneuse pourra écarter ou atténuer ces
causes provocatrices, par suite diminuer les chances
de reproduction. »

Comme exemple d'hérédité influencée par diverses
causes, citons ce passage emprunté au livre de
M. Lorin : « Les conditions physiques, chimiques, bio-
logiques et sociales dans lesquelles se trouve l'homme
et qui constituent son milieu ont leur influence sur le
maintien ou la disposition des caractères. Avant de
discuter la part qui revient à l'hérédité, il faudrait
pouvoir défalquer l'action du milieu ; il faut que,
de leur réaction réciproque, naisse une adaptation
mutuelle. »

« La variabalité étant un attribut des organismes
aussi bien que des milieux, la vie présente une suite
d'oscillations destinées à amener un équilibre stable,
une coordination parfaite entre eux. De là proviennent,
dans la nature, les harmonies que nous admirons. »

Ces paroles concernent plutôt la transformation
lente, qu'à travers des générations entières, l'influence
du milieu peut, par l'hérédité, imprimer aux caractères ; mais elles n'excluent pas la possibilité de penser
qu'on peut dans une certaine mesure modifier le carac-

tère de l'individu en luttant contre ses influences héréditaires.

Il est d'usage d'entourer les enfants, nés de parents
tuberculeux, des soins hygiéniques les plus minutieux,
afin de donner à leur organisme la force nécessaire
pour lutter contre leur prédisposition spécifique. Mais
quand on est en face d'enfants présentant une tare
nerveuse héréditaire, rarement il vient à l'idée, que
ces enfants aussi ont besoin aussi bien au point de vue
physique que moral, d'une éducation toute spéciale et
excessivement soignée. Leurs cellules cérébrales étant
atteintes par l'hérédité dans leur dynamisme normal
actuel ont peut-être, à la moindre occasion, une certaine excitabilité. C'est pourquoi la nécessité s'impose
d'éduquer et de fortifier chez ces enfants la volonté et
le raisonnement sain afin qu'ils possèdent une arme
nécessaire pour combattre leur émotivité anormale et
l'hyperexcitabilité de leur cerveau. Ce n'est pas une
simple supposition, mais un fait observé que les nerveux
étant épuisés par des émotions continuelles, apprennent
peu à peu à arrêter leur irritabilité extrême par le
raisonnement. L'excitabilité héréditaire d'une cellule
cérébrale, sera exagérée par toutes les causes d'excitation, mais à leur tour les émotions fortes et répétées
épuiseront de plus en plus le cerveau, affaibli dès la
naissance. C'est à l'éducation qu'appartient par une
hygiène physique appropriée, le rôle de fortifier la constitution intime de la substance nerveuse.

C'est à elle aussi, par l'hygiène morale, de surveiller
soigneusement les processus psychiques, d'éloigner
avec soin et persévérance les causes d'exagération de

l'émotivité, de développer la résistance du système nerveux, en un mot de prévenir le développement de l'affection.

Or ces mesures prophylactiques sont souvent négligées par la science. Combien d'individus, grâce aux soins insuffisants qu'a reçus leur enfance chétive, sont *précipités* dans cette triste névrose qui porte le nom de neurasthénie par hérédité et qui dévore avec une avidité terriblement croissante d'année en année, un nombre de victimes de plus en plus grand.

Quoi d'étonnant qu'un individu ayant reçu héréditairement un germe morbide, soumis à une éducation trop négligée et, de plus, maltraité depuis son jeune âge, présente un beau jour des symptômes neurasthéniques et commence ainsi le cercle vicieux d'une vie misérable !

Il ne faut pas cependant faire retomber trop de responsabilité sur l'hérédité et trop peu sur l'éducation.

« L'éducation, dit Bouchard est un puissant facteur de la valeur intellectuelle et morale, elle peut atténuer les effets de l'hérédité. Mais si le milieu familial a des vertus éducatives incontestables, il n'en est pas de même de l'internat, système général aujourd'hui qui trop souvent produit des sujets rabougris de corps et d'esprit, mal préparés aux combats de la vie ».

La foi aveugle que l'on a en la fatalité de l'hérédité, paralyse le désir de lutter contre elle, entrave l'action prophylactique que l'on peut exercer sur les névroses :

« L'hérédité n'est ni fatale, ni inéluctable. A tous les degrés de dégénérescence on peut opposer des mesures sociales ou individuelles, préventives ou mêmes curatives, qui en atténueront ou en arrêteront les effets.

Rien ne pousse irrésistiblement au crime, ni l'hérédité, ni la misère, ni l'ignorance; ni le mauvais exemple, ni le vagabondage, ni l'alcoolisme; ce sont les milieux malsains sur lesquels la volonté de l'homme peut avoir une action plus ou moins efficace, mais toujours réelle ». (Ladame).

Citons aussi l'opinion de M. Janet qui donne non moins d'espoir et qui encourage aussi à la lutte.

« Nous sommes loin de considérer ces maladies héréditaires comme incurables et désespérées. Les maladies de la race peuvent se guérir comme les maladies de l'individu et dans d'autres tableaux généalogiques, nous voyons la famille se rétablir après avoir été gravement atteinte pendant une ou deux générations »,

CHAPITRE III

SURMENAGE SCOLAIRE

La neurasthénie étant caractérisée par l'épuisement
nerveux, on peut signaler comme première cause le
surmenage en général, surmenage mental en bonne
place ; c'est pourquoi nous trouvons utile de faire un
chapitre traitant du surmenage scolaire et le rôle qu'il
peut jouer comme facteur important en provoquant le
développement de la neurasthénie surtout chez les
prédisposés héréditaires.

En 1886, l'Académie de médecine de Paris reçut de
l'un de ses membres, le Dr Lagneau, une communication relative à la question du surmenage scolaire qui,
à cette époque, avait vivement occupé l'opinion
publique et fait beaucoup de bruit dans la presse scientifique et littéraire. La presse médicale, en particulier,
s'était préoccupée de la surcharge intellectuelle imposée aux jeunes cerveaux des enfants dans les écoles.

A la suite de la communication du mémoire présenté
par le Dr Lagneau, l'Académie se décida, en 1887, à
confier l'examen de cette question à une Commission
composée de : MM. Bergeron, Dujardin Beaumetz,
Lagneau, Larrey, Proust.

Les séances s'ouvrirent au mois de mai et durèrent

jusqu'au mois d'août. Les Drs Ferréol, Javal, Perrin, Lacaze-Duthiers, Collin d'Alfort, Peter, Hardy, Brouardel, Lancereaux, Rochard, Marc Sée prirent part aux travaux de la Commission.

Déjà en 1886, lors de la présentation de son mémoire à l'Académie de médecine le Dr Lagneau appelle l'attention des membres de cette Société sur les graves conséquences du surmenage intellectuel, de la *sédentarité* et de l'hygiène mal observée dans les écoles.

Voici quelques données statistiques relatives aux influences nocives de l'école sur l'organisme.

Le Dr Finkelnburg, de Berlin, avait établi au Congrès des hygiénistes allemands tenu à Nuremberg le 25 septembre 1877 en s'appuyant sur les statistiques, que, sur 17.246 jeunes gens qui se présentent au volontariat, 80 pour 100 étaient impropres au service militaire; tandis que pour les autres conseils qui n'avaient pas reçu d'instruction supérieure, ce nombre ne dépassait pas 50 pour 100. La statistique du Dr Hertel, en Danemark, montre que sur 20.114 écoliers 16.889 garçons et 11.225 filles, 29 pour 100 des garçons, 41 pour 100 des filles présentaient de l'anémie, des maladies nerveuses et d'autres affections.

Axel Key signale, dans son ouvrage, les conditions de la santé dans les écoles de Suède : sur 10.000 élèves des écoles supérieures, 45 pour 100 sont atteints de céphalalgie, d'anémie, de scrofules, etc.

Plus tard, Axel Key a été amené à démontrer que dans les classes inférieures, où l'instruction supérieure est moins répandue, le nombre des malades atteint

37,6 pour 100, tandis que dans les classes supérieures il s'élève jusqu'à 58,5 pour 100.

Nagorski, médecin sanitaire de la Commission scolaire de Saint-Pétersbourg, à la suite de nombreuses mensurations, émet l'opinion suivante :

« La poitrine de nos garçons, et surtout celle de nos filles, sous l'influence de l'école, devient relativement étroite. »

Arnould, après avoir mensuré le périmètre thoracique à l'école de Saint Cyr, a constaté l'infériorité, la délicatesse physique de l'homme qui a reçu l'éducation scientifique et littéraire moderne, vis-à-vis de celui qui a appliqué la meilleure part de sa jeunesse au travail des champs.

Le Dr Guillaume, sur 731 élèves du collège municipal de Neufchâtel, en a constaté 296 qui souffraient de maux de tête.

Becker donne, sur 3568 garçons et filles dans les écoles de Darmstadt, 27,3 pour 100, et Crichton-Browne 46,1 pour 100 atteints de céphalalgie.

Le rapport du Dr Lagneau fournit encore des statistiques sur les déformations de la colonne vertébrale, sur les lésions dentaires, sur les myopies et la tuberculose ; mais comme l'influence du surmenage intellectuel sur les affections spéciales n'intéresse pas notre travail, nous nous contenterons d'avoir résumé les statistiques concernant les cas de céphalalgie et de développement défectueux de l'organisme, afin de montrer que, en portant entrave à son fonctionnement, ils peuvent produire une certaine insuffisance nerveuse.

Nous considérerons maintenant l'influence nocive du surmenage scolaire sur le système nerveux.

Cette question touche de très près au sujet que nous nous proposons de traiter ; nous allons voir comment elle fut interprétée par le rapporteur à l'Académie de médecine.

Le Dr Lagneau, dans son rapport publié en 1885 sur l'invitation de la Commission, indique comme conséquence du surmenage scolaire la *neurasthénie*. Dans la communication de son mémoire faite en 1886, il envisage les effets nocifs que produit dans les écoles la fatigue cérébrale sur le système nerveux en général. « Beaucoup d'écoliers, dit-il, par suite de la surcharge intellectuelle, indépendamment des maux de tête plus ou moins constants, surtout dans la région frontale, présentent une surexcitation, une irritabilité nerveuse; ils dorment mal, parlent en dormant, ainsi que le signalent MM. les Drs Crichtone-Browne, Donkin, Caton, Gibbon. » Quand l'enfant a la fièvre, remarque M. le Dr Frédérick Willcocks, médecin de l'hôpital Evelina, dans son délire il parle de l'école toute la nuit. » Et plus loin le Dr Lagneau ajoute que l'instruction intensive, la surcharge prématurée des connaissances semblent surtout annihiler l'initiative individuelle, la *force de volonté*, l'énergie morale, la fermeté de caractère. Il cite le docteur Howié qui accuse le système défectueux d'éducation de produire l'accroissement rapide des affections nerveuses ; puis le Dr Barrett Roué, médecin de l'hôpital des enfants de Bristol, qui attribue le nombre si considérable de maladies du système nerveux à « l'overpressure at school ». Le

Dr Lagneau s'appuie sur l'opinion de la Commission médicale, laquelle, consultée par le feld-maréchal baron de Manteuffel s'exprime ainsi : « L'école fatigue, surexcite et affaiblit le cerveau par des travaux de mémoire prématurés, trop difficiles ou trop longtemps soutenus. »

Barford de Wokingham, médecin du Wellington Collège constate qu'à la suite de surcharge intellectuelle au moment des examens, les élèves sont très irritables.

Lagneau cite encore Menno Huizinga, de Harlingue, qui signale, lui aussi, le retentissement nocif du surmenage sur le système nerveux des écoliers.

Parmi les médecins qui ont pris part aux discussions à l'Académie de médecine, il y en a quelques-uns qui ne veulent pas admettre le surmenage scolaire en général, mais tous insistent sur les effets nocifs de la fatigue cérébrale qui se produisent chez les prédisposés héréditaires ou chez des sujets dont la faiblesse est congénitale. Tous sont d'accord pour accuser les programmes d'être trop étendus, d'où la nécessité d'une réforme.

Les débats se terminèrent le 9 du mois d'août en 1887 et avaient abouti à des conclusions que nous ne jugeons pas utile de reproduire ici.

L'opinion de l'Académie de médecine au sujet du surmenage fut contestée par plusieurs auteurs et, entre autres, MM. Henri et Binet, qui en font une critique assez vive. Ils lui reprochent tout d'abord un manque de méthode et de précision ; puis il l'accusent d'avoir introduit dans les débats, qui devaient avoir pour but primitif le surmenage, des questions étrangères, comme

celle de la « sédentarité », de l'hygiène scolaire, etc.
En général, ils rejettent la méthode pathologique et
les discussions théoriques comme incapables de résoudre la question du surmenage. D'après eux, pour
atteindre le but désiré, il n'y a qu'une seule méthode
qui puisse conduire à des résultats sérieux, c'est la
méthode expérimentale.

Nous allons suivre les expériences qui ont été faites
ces dernières années, dans divers pays, et qui ont montré que le travail intellectuel produit des modifications
importantes dans le fonctionnement organique aussi
bien que dans le domaine de l'activité mentale elle-
même.

Pour ne donner qu'un résumé aussi rapide que possible des conclusions que les savants ont tirées des
expériences qu'ils ont faites, nous examinerons d'abord
l'influence du travail intellectuel sur les fonctions de la
vie organique, ensuite sur les phénomènes qui prennent
leur origine dans la sphère psychique.

A propos des expériences qui ont pour objet l'étude
des *modifications de la circulation*, nous signalerons
celles de Binet et Courtier, Mentz, Mac Dougall qui
montrent qu'un travail intellectuel court et intense de
quelques secondes à trois ou quatre minutes produit
une accélération du cœur, ne dépassant pas cinq à vingt
pulsations par minute. Quand le travail mental est terminé, cette accélération peut encore continuer ou, au
contraire, le cœur se ralentit et bat moins vite qu'avant
l'expérience.

La contention de l'esprit après un travail intellectuel
prolongé produit le ralentissement du cœur,

D'après Henri et Binet, le travail intellectuel énergique et de courte durée élève la pression sanguine de 20 millimètres de mercure.

D'autres auteurs ont montré que le travail prolongé l'abaisse.

Quant au rythme du cœur, il ressort des expériences de Mentz par la méthode graphique que la durée de chaque pulsation diminue de plus en plus pendant un court travail intellectuel, et cette diminution est en raison directe de l'intensité de l'effort cérébral.

Les tracés sphygmographiques ont mis en évidence l'accentuation du dicrotisme.

Marie Manaccine constate ce fait que, après des efforts intellectuels répétés, les sujets présentent souvent des irrégularités et le ralentissement du cœur. Binet, Courtier, Gley, Mosso, Mac Dougall, Lehman ont contribué à l'étude de la modification de la circulation capillaire par de nombreuses expériences; ils ont montré que la multiplication mentale, c'est-à-dire un travail intellectuel de courte durée, produit successivement dans la circulation capillaire périphérique une courte élévation du tracé, une vaso-constriction réflexe, un amollissement de la pulsation, une diminution de volume du membre soumis à l'expérience.

Un travail intellectuel prolongé pendant plusieurs heures, produit une atténuation de la circulation capillaire périphérique.

Les effets du travail intellectuel sur la respiration ont été étudiés par Binet, Courtier, Delabarre, Lehmann, Mac Dougall.

Le calcul mental produit une accélération de la respiration. Lorsque l'effort psychique a cessé, elle redevient ce qu'elle était auparavant, elle est alors plus superficielle. Le travail intellectuel produit une diminution de l'amplitude du mouvement respiratoire.

Quant au rythme respiratoire, toutes les périodes de la respiration présentent un certain raccourcissement, mais c'est surtout l'inspiration et la période post-expiratoire qui deviennent plus courtes. On voit que les modifications produites par l'activité psychique sur l'acte respiratoire ressemblent beaucoup à celles qu'on observe dans les mêmes conditions sur les phénomènes circulatoires. Le travail intellectuel prolongé produit un ralentissement, portant aussi bien sur le cœur que sur la respiration.

Henri et Binet citent les expériences de Speck au sujet de l'influence du travail intellectuel sur la composition des gaz expirés; la conclusion en est que, pendant le travail intellectuel, il y a plus d'oxygène absorbé et plus d'acide carbonique dégagé qu'à l'état de repos.

Quant aux effets que le travail intellectuel produit sur la température du corps, les travaux de Broca, Amidou, Lombard, Maragliano nous apprennent que, pendant l'activité intellectuelle, la tête s'échauffe, et cette élévation de la température est accusée surtout dans la région frontale.

Mosso a mesuré directement la température du cerveau, au moyen du thermomètre, chez l'homme présentant une fracture du crâne. Ses expériences démontrent que l'effort intellectuel fait monter la température du cerveau; même constatation dans l'aisselle et au rectum; mais dans ces deux dernières régions l'augmentation de chaleur est très légère et presque insignifiante ; elle serait, d'après Davy, d'un demi-dixième de degré ; d'après Speck, d'un ou de deux dixièmes de degré ; souvent cette température resterait même stationnaire, tandis que celle du cerveau s'élève ; ainsi, les courbes des deux températures ne se correspondent pas.

Influence du travail intellectuel sur la force musculaire. Ici encore, comme pour la respiration et la circulation, les modifications sont différentes selon qu'elles sont déterminées par un travail intellectuel court ou prolongé : Féré écrit dans son ouvrage *Sensation et mouvement :* « Un exercice momentané de l'intelligence provoque une exagération momentanée de l'énergie des mouvements volontaires. »

Binet, Henri Keller, Kemsies concluent, d'après de nombreuses expériences, que la force musculaire augmente sous l'influence d'une activité intellectuelle de courte durée.

Si au contraire le travail mental se prolonge pendant une heure, la force musculaire baisse ; si à cet effort intellectuel s'ajoute un facteur d'ordre étranger, comme une émotion préexistante, la force musculaire augmente encore, mais quelque temps après elle diminue notablement et devient moindre qu'elle n'était à l'état normal.

Mosso conclut aussi des expériences qu'il a faites sur lui-même et sur le Dr Maggiora que le travail mental prolongé, amenant une fatigue du cerveau, diminue la force musculaire.

Les expériences faites sur le Dr Maggiora consistaient à soulever avec le médius de la main droite un poids de 3 kilogrammes ; le résultat de cette expérience était le suivant : Le D' Maggiora soulevait ce poids quarante-trois fois avant le travail intellectuel qui, dans le cas présent, consistait à faire subir des examens aux étudiants ; après dix-neuf examens il ne pouvait soulever le même poids que onze fois.

Clavière aussi a fait dernièrement des recherches sur l'influence du travail intellectuel sur la force musculaire ; il est arrivé aux résultats suivants :

1° A un travail intellectuel intense et prolongé durant deux heures correspond une diminution notable et proportionnelle de la force musculaire mesurée au dynamomètre.

2° A un travail intellectuel moyen ne correspond aucun affaiblissement appréciable de la force musculaire.

3° A un travail intellectuel nul correspond une augmentation de la force musculaire.

Influence du travail intellectuel sur les échanges nutritifs. — Henri et Binet ont fait des observations sur la consommation du pain dans quatre écoles normales ; de leur recherches, il résulte que la quantité de pain consommé par les élèves diminue depuis le mois d'octobre, et cette diminution atteint son maximum en juillet, c'est-à-dire vers la fin de l'année scolaire ; à ces calculs sont jointes des courbes qui présentent une direction descendante presque régulière durant les mois de travail de l'année scolaire. Henri et Binet en déduisent que le travail intellectuel prolongé diminue l'appétit et ralentit la nutrition.

On arrive aux mêmes conclusions avec les résultats

obtenus par les expériences de Schmidt-Monnard, Malling-Hansen Vahl, Wretlind, sur le poids des enfants, noté pendant les vacances et durant l'année scolaire ; ces auteurs ont constaté que le poids des enfants au-dessus de huit ans augmente plus rapidement pendant les trois mois de vacances que pendant les neuf mois d'école.

Sur vingt élèves de l'école normale d'instituteurs de Versailles pris avant et après les examens au mois de mai et au commencement d'août, Binet a constaté une diminution de poids chez douze élèves.

De nombreuses expériences ont été faites sur la sécrétion urinaire par Mosler Byasson, Hammond, Wood, Mairet, Thorion : tous sont d'accord pour admettre que la quantité d'urine est plus considérable et la densité moindre, les jours de travail intellectuel que les jours de repos ; quant aux modifications de la composition chimique de l'urine, les opinions de ces divers auteurs diffèrent en ce sens que Mosler, Hamond, Byasson trouvent une augmentation de l'urée et de l'acide phosphorique, tandis que d'après Wood, Mairet, Thorion, les phosphates alcalins seuls diminueraient, les phosphates terreux ne variant pas ou ne subissant qu'une légère augmentation. Mairet trouve en plus une diminution de la quantité d'azote, et Binet, d'accord avec Mairet, l'attribue à la destruction moindre des matières albuminoïdes et en tire la conclusion que la nutrition générale de l'organisme se ralentit sous l'influence du travail intellectuel.

L'augmentation du volume du cerveau sous l'influence du travail intellectuel a été prouvée par les recherches de Morselli, Binet et Sollier, Sarlo,

Fr. Frank, Patrizi et par l'observation ultérieure de Mosso sur un paysan présentant une perte considérable de la paroi cranienne.

Il résulte de l'expérience de Gley que l'afflux considérable du sang dans le cerveau, par suite d'une vaso-dilatation active des carotides, détermine l'augmentation du volume du cerveau.

Ce changement du volume du cerveau se produisant sous l'influence de l'activité psychique ne précède pas, mais suit le début du travail intellectuel. Mosso dit avoir vu, chez des personnes qui avaient une lacune dans l'étendue des parois osseuses du crâne, le phénomène de l'attention commencer avant qu'il y eût le moindre changement dans la circulation cérébrale.

Après avoir passé en revue les modifications organiques déterminées par le travail intellectuel, résumons les expériences qui ont été faites au sujet des effets qu'ils produisent *sur les phénomènes psychiques*.

Le D' Sikorsky, professeur de pédagogie de Saint-Pétersbourg, a entrepris en 1879 une étude sur l'épuisement des élèves par la méthode des dictées; il a fait faire des dictées aux élèves de différents âges pendant un quart d'heure, le matin avant la classe, et à 3 heures de l'après-midi. Il résulte de ces expériences que le nombre de fautes commises dans les dictées après cinq heures de classe dépasse en moyenne de 33 pour 100 celui des dictées faites le matin. Sikorsky ne tient compte que des fautes involontaires ou inévitables, qui sont les méprises du langage et de l'écriture, laissant de côté les fautes dues à l'ignorance.

L'auteur divise les erreurs en erreurs, 1° phonétiques, 2° graphiques, 3° psychiques et 4° erreurs indéterminées (appelées ainsi à cause de leurs ratures). Les plus nombreuses sont les erreurs phonétiques comprenant surtout des omissions et des substitutions de lettres ; la plus grande fréquence des substitutions se rencontre pour les sons qui diffèrent peu l'un de l'autre au point de vue physiologique, c'est-à-dire dont les mouvements d'articulation se ressemblent.

« Cette circonstance a une grande importance, parce qu'elle montre que l'affaiblissement de la faculté de distinguer de petites différences physiologiques sert de base psychique aux omissions et aux substitutions. »

« Quatre ou cinq heures de travaux de classe influent sur l'élève, en ce sens qu'elles affaiblissent en lui la faculté de distinguer aussi finement les petites quantités psychophysiques. »

Les erreurs psychiques, qui consistent à omettre des mots entiers ou à les remplacer par des mots analogues, sont aussi très nombreuses dans la dictée de l'aprèsmidi ; c'est que, sous l'influence de la fatigue déterminée par les heures de classe antérieures, l'attention s'émousse, le travail de la mémoire devient défectueux.

Pour avoir le tableau complet produit sur l'activité cérébrale par le travail intellectuel prolongé, il faut ajouter une irritabilité nerveuse. En effet le professeur Sikorsky attribue les prédominances des ratures grossières dans les dictées de l'après-midi à une surexcitation psychique, sous l'influence de laquelle les mouvements deviennent plus saccadés, plus larges et plus convulsifs.

Après Sikorsky, Höpfner a repris la méthode

des dictées ; il a fait faire à cinquante élèves, de neuf ans en moyenne, une longue dictée de deux heures ; le nombre des fautes augmente brusquement après la première demi-heure et, à partir de ce moment, va en augmentant jusqu'à la fin.

L'auteur fait une très intéressante analyse de l'origine psychologique des erreurs ; il constate que les lettres omises sont surtout les consonnes ; quant à la place occupée par l'omission dans un mot, il signale que la tendance à omettre les lettres dans l'écriture croît visiblement depuis le commencement jusqu'à la la fin d'un mot ; l'explication de ce fait doit être cherchée, d'après Höpfner, dans le processus psychique naturel d'après lequel, avant qu'une proposition soit conduite jusqu'à la fin, la pensée commence à se préoccuper des idées à exprimer dans la proposition suivante ; de même, dans l'écriture, avant qu'un mot soit terminé, l'attention se dirige déjà sur le mot suivant ; sous l'influence de la fatigue cérébrale, le contrôle de la conscience faiblit et les lettres finales sont oubliées, tandis que sous l'impulsion primitive, le mécanisme du mouvement graphique se continuant se transmet au mot suivant.

Höpfner appelle l'attention sur la répétition fréquente des omissions des lettres finales de certains mots, lesquelles omissions sont imputables au langage défectueux que l'enfant d'école entend parler dans sa famille, par exemple *nich* au lieu de *nicht*. Ces erreurs abondent surtout vers la fin de la dictée. Et c'est encore la fatigue, accumulée sous l'influence du travail intellectuel prolongé, qui amène l'enfant à substituer au langage d'école acquis par un certain effort, au fur et à mesure de ses études, le langage mutilé de son entourage qui lui est familier. « Ce sont des erreurs par retour aux habitudes antérieures. » Höpfner, citant Kussmaul, prouve l'analogie entre cette omission de lettres par l'effet de la fatigue et le raccourcissement des mots par synérèse, par omission des sons dans l'évolution lente des langues à travers les siècles. D'ailleurs, la transformation des langues dans les nations, aussi bien que la mutilation individuelle des mots peuvent s'expliquer, comme l'a proposé Muller, par la tendance naturelle inconsciente, qui nous fait chercher à atteindre le même but en dépensant le moins d'effort possible. Friedrich aussi a fait des expériences par la méthode des dictées ; il y a eu d'autant plus de fautes que les heures de classes, avant la dictée, étaient plus longues ; après trois heures de classes sans récréation, le nombre de fautes montait jusqu'à 183, tandis que le matin il n'avait pas dépassé le chiffre de 47.

Le fait important est que trois heures de repos ne suffisent pas pour neutraliser les effets nocifs d'une longue fatigue.

Griesbach, Wannod, ont démontré, par l'examen de sensibilité tactile, la diminution de l'attention sous l'influence de la fatigue intellectuelle.

Quand on touche la peau avec les deux pointes d'un compas, pour que celles-ci soient perçues distinctement, il faut d'abord une concentration de l'attention sur la sensation, il faut aussi un certain écart des deux pointes ; cet écart limité s'appelle « seuil de la sensation » pour la région de la peau que l'on étudie (Henri Binet). Il ressort des expériences qu'après les heures de classes, les valeurs du « seuil » augmentent proportionnellement à l'intensité de l'effort cérébral effectué. Après un repos de deux heures, la valeur du « seuil » devient normale ; la conclusion à tirer est que sous l'influence du travail intellectuel, à la suite de fatigue cérébrale, la force de concentration de l'attention subit une diminution notable. Les valeurs du « seuil » obtenues les jours de récréations sont bien inférieures à celles des jours de classes. Bettmann a fait des expériences sur l'influence du travail intellectuel, sur la mémoire et les réactions verbales, il a trouvé qu'après une certaine période d'activité cérébrale, on perd un peu la facilité d'apprendre par cœur et que la durée des réactions verbales augmente.

Il résulte des études de Marie Manacéïne, et de Ch. Féré, qu'après un travail intellectuel, sous l'influence de la fatigue cérébrale, il se produit un ralentissement dans les associations d'idées.

D'après les expériences de Kroeplin, Oehrn, Rivers Friedrich, il faut faire remarquer que, dans une activité psychique intense et prolongée, la fatigue et l'exercice jouent chacun un rôle très important et diamétralement opposé ; c'est sous leur influence que la vitesse du travail exécuté subit des variations visibles.

Dans tout travail cérébral durant environ deux heures, on peut distinguer deux phases : dans la première, la quantité de travail va en augmentant jusqu'à une valeur maxima ; c'est l'exercice acquis qui produit cet effet ; dans la deuxième phase, la fatigue se faisant sentir, la vitesse va en diminuant.

Les variations dans la vitesse du travail ne sont pas parfaitement régulières ; dans la phase de vitesse croissante, il se produit des oscillations ; d'après Henri et Binet, au début du travail, un facteur important est une sorte de zèle, de verve, qui détermine une forte concentration d'attention, laquelle influence notablement la productivité ; peu à peu cette excitation psychique cesse, le calme se rétablit, il en résulte une très légère diminution de la vitesse du travail, c'est là la cause des oscillations de cette première période qui, néanmoins, reste la période d'augmentation de vitesse.

Dans la phase de productivité décroissante, on peut constater aussi quelques irrégularités quand, sous l'influence de la fatigue, il se produit un ralentissement involontaire et naturel, l'effort de la volonté peut le contre-balancer ; de même encore pour le sentiment d'émotion, la verve de la période terminale produit une excitation, une légère augmentation de la productivité dans cette phase de vitesse décroissante.

L'influence de l'exercice et de la fatigue sur la vitesse du travail se fait sentir très différemment chez les différents sujets, selon les modalités individuelles. Il y a des sujets qui, par l'exercice, font de rapides progrès, mais la prédominance de la fatigue excessive se fait sentir bientôt et amène une diminution de la vitesse du travail. D'autres individus acquièrent peu par l'exercice, pendant l'activité intellectuelle, et se fatiguent beaucoup.

Il résulte encore de diverses expériences que les résullats acquis ne disparaissent pas après un repos de quelques heures, et que la vitesse du travail recommencé est supérieure à la vitesse de la première séance; la perte de ces acquisitions s'observe pourtant après un long repos.

Amberg a constaté dans ses expériences qu'un repos de cinq minutes après cinq minutes de travail, ou qu'un repos de quinze minutes après une demi-heure de travail, ont exercé une influence défavorable sur la productivité; il en conclut qu'après avoir travaillé un certain temps on acquiert de l'entraînement; il naît donc un état émotif qui possède une importance extrême au point de vue de la productivité : il est, en effet, lié étroitement au travail; celui-ci cesse-t-il, l'entraînement disparaît; c'est pourquoi les interruptions pendant un travail court sont à son désavantage ; cet entraînement pendant l'activité intellectuelle persiste jusqu'à la production de la fatigue; à ce moment il disparaît et, d'après Amberg, il faut un repos de quinze minutes après une heure de travail; d'après Kroeplin, trente minutes de repos après quarante minutes de calcul exécuté par une personne adulte sont suffisantes pour faire disparaître le sentiment de la fatigue ; mais après une heure de calcul le même repos devient insuffisant. La conclusion de ses expériences est que la question de l'épuisement chez les enfants est extrêmement grave. Si un travail simple d'un quart d'heure provoque chez les élèves de douze ans les premiers signes de la fatigues, forcément un enseignement qui se compose de plusieures heures interrompues par un intervalle de repos très court doit conduire à l'épuisement nerveux les enfants qui y sont soumis.

De l'enquête faite dans les écoles communales de Lyon par M. Chabot et publiée dans le *Bulletin de l'instruction primaire*, février 1900, il résulte que les veilles de congés et de fêtes, le samedi et le mercredi soir, sont défavorables à l'attention par l'effet de la fatigue résultant du travail des autres jours.

MM. Henri et Binet, d'après leurs expériences faites sur les échanges nutritifs, arrivent aux conclusions suivantes : « L'étude des échanges nutritifs a montré que le travail intellectuel possède une influence considérable sur la nutrition de l'organisme. Il se produit, à la suite d'un travail intellectuel de plusieurs heures, un ralentissement de la nutrition et, lorsque le travail intellectuel a une durée de plusieurs mois, ce ralentissement de la nutrition se fait, d'une part, sentir par la diminution de poids du corps. »

On voit, d'après toutes ces expériences, que le travail intellectuel produit de notables modifications, aussi bien dans les phénomènes psychiques que dans ceux de la vie animale et végétative. Le travail mental de courte durée produit de l'excitation circulatoire, respiratoire, motrice, thermique et sécrétoire ; quand il se prolonge, l'excitation est remplacée par la dépression. Le travail intellectuel produit aussi des modifications, des échanges nutritifs dans la substance nerveuse et dans tout l'organisme. On peut conclure de là que le travail intellectuel intense, qui exige l'attention, c'est-à-dire un état psychique anormal, ne peut se prolonger longtemps, sans provoquer, tantôt des troubles physiologiques insignifiants, pour ainsi dire, et faciles à neutraliser par le repos et tantôt des troubles morbides et durables. Ces derniers prennent naissance dans les cas où les causes de la fatigue se répètent trop souvent, sans que les substances de déchet, produits de désassimilation formés par le fonctionnement même de la cellule cérébrale, puissent être éliminés avec la rapidité nécessaire. Les effets de la fatigue s'accumulant, l'état du surmenage sera créé.

Dufour observe qu'il y a la même différence entre la fatigue et le surmenage, qu'entre la faim et l'inanition. La fatigue peut être considérée comme un état normal, elle ressort de la physiologie ; le surmenage est du domaine de la pathologie.

Il y a toujours de grandes difficultés à tracer des limites entre la santé et la maladie, et dans notre cas, à préciser où finit la fatigue et où commence le surmenage. Pourtant, quand les effets de la fatigue deviennent *stables*, et ne se laissent pas neutraliser par le repos, quand, après une soirée d'abattement, le sommeil ne reconstitue pas les forces et, qu'au contraire, on se sent au réveil, le matin, alourdi et comme brisé, c'est qu'il y a du surmenage, dont les effets se font sentir. Si on ne le combat pas, dès le début, cet état morbide peut se transformer en une affection nerveuse, qui se manifestera très facilement par la neurasthénie ; car c'est la maladie-type du surmenage.

« L'action provocatrice, dit Bouchard, du surmenage mental sur les maladies nerveuses, sur les névroses en particulier, constitue, sans aucun doute, la partie la plus importante du domaine où s'exerce son influence. La neurasthénie occupe le premier rang parmi les affections que suscite la fatigue cérébrale, c'est la vraie maladie du surmenage mental. »

Le surmenage, en général, est admis presque à l'unanimité par tous les auteurs qui ont traité cette question ; mais le surmenage scolaire ou surmenage chez les enfants, fut longtemps mis en doute. Charcot n'admettait pas le surmenage chez les enfants, disant que la volonté n'étant pas formée chez l'enfant, il ne sait pas faire d'effort ; quand il est fatigué, il se soustrait au travail en portant son attention ailleurs. Même, si cette remarque était absolument vraie, l'opinion de Charcot sur le surmenage ne contredirait pas celle que nous soutenons avec la plus entière conviction : que le surmenage est un facteur de premier ordre dans les rapports qui peuvent exister entre l'éducation et la neurasthénie. Charcot, en effet, admet le surmenage chez les enfants depuis treize à quatorze ans ; or ce n'est pas à cet âge que la tâche de l'éducation est terminée, et que son influence cesse sur l'individu.

Depuis le temps où Charcot rejetait si catégoriquement le surmenage chez les tout jeunes enfants, les opinions ont bien changé.

Nous avons signalé celle de Kroeplin, qui exhorte vivement à ménager aux enfants l'excès du travail intellectuel.

La plupart des expériences que nous avons énumérées et qui démontrent les changements notables produits dans toutes les fonctions organiques, et même dans les phénomènes psychiques, sous l'influence du travail et qui, par conséquent, établissent l'existence de la fatigue, ont été faites sur les enfants.

Le surmenage scolaire, dont la question fut examinée par l'Académie, avait déjà été l'objet des préoccupations du public. Ces préoccupations durent être inspirées par l'inquiétude où mettaient les faits observés. Si le psychologue, recourant à l'expérimentation, rejette la méthode pathologique appliquée à la question du surmenage, le médecin n'a pas le droit de s'en passer, car son unique et précieuse ressource est l'observation. Le rapporteur de l'Académie cite des observations, faites par les médecins et les directeurs des écoles ; ces cas de surexcitation des enfants, pendant les examens ne sont nullement à négliger.

Quand l'enfant, sous la pression du travail, devient irritable ou apathique, somnolent et anorexique, quand son sommeil devient inquiet, interrompu par des cauchemars, quand les rêves révèlent les préoccupations de la journée de classe, on est alors en présence des signes certains du surmenage commençant. Si on n'en supprime pas la cause, il se transformera évidemment bientôt en affection nerveuse.

Nous lisons dans Grasset : « Ainsi, par exemple, le surmenage scolaire, voilà une grave question encore très controversée. Les uns veulent le voir partout, les autres le nient ; égale exagération des deux côtés. Le surmenage scolaire existe, c'est une cause fréquente de neurasthénie. Ce n'est pas la quantité du travail qui surmène ; c'est la manière de le comprendre et de l'exécuter. Donc, le vrai problème à résoudre pour l'éducation pédagogique de l'enfant, n'est pas de le faire travailler et de lui accumuler une foule de choses dans la tête, mais bien de lui appren-

dre à travailler. L'avenir est à ceux qui savent travailler. »

Le surmenage, cependant, ne doit être envisagé qu'à
un point de vue tout relatif. Comme, d'ailleurs, il n'y a
rien d'absolu en matière de pathologie, la même quantité de travail, qui ne portera aucun préjudice à un
enfant, peut avoir des conséquences sérieuses chez un
autre. Les facultés intellectuelles natives, les conditions,
les circonstances de la vie avec toutes leurs influences
morales, hygiéniques, le savoir-faire dans le travail, le
calme ou l'inquiétude d'esprit, l'ambition hors de proportion avec les capacités individuelles, sont autant de
facteurs puissants, favorables ou défavorables, qui
expliquent l'influence différente du travail intellectuel
sur les fonctions psychiques et physiques des enfants,
même vigoureux. Si le surmenage existe pour ces
enfants (et il existe sans aucun doute quand la quantité
de travail dépasse les forces de résistance individuelle), il devient inévitable et fatal pour les enfants
affaiblis par une tare nerveuse héréditaire. Ceux-ci, en
effet, se trouvent dans les écoles avec des enfants de
forte santé, et sont obligés de donner la même quantité de travail avec moitié moins d'énergie nerveuse.

Le travail intellectuel porte atteinte à l'organisme,
non seulement en raison directe de la quantité de l'effort
qu'il implique et par lequel il affaiblit immédiatement
la cellule cérébrale, mais encore par les facteurs d'ordre
psychique et moral qui viennent renforcer son action
excitante au début, déprimante ensuite sur le système
nerveux.

Sans vouloir toucher à la question si vivement dis-

cutée par les psychologues et les médecins, du rapport
qui existe entre le génie et les névroses, on doit relever
un fait qui s'observe fréquemment : l'intelligence
supérieure et l'esprit extraordinairement éveillé se ren-
contrent souvent chez les enfants nerveux voués à une
neurasthénie future.

On voit ces enfants précoces, enfants prodiges,
comme on les appelle, sérieux plus que le veut leur
âge, s'intéresser très vivement à tout ce qui alimente
leur intelligence ; ils raisonnent, réfléchissent, observent
comme des adultes ; ils ont souvent des facultés d'analyse psychique étonnantes pour leur âge ; ils sont continuellement à la recherche des solutions des questions
les plus diverses qui se posent avec insistance à leur
jeune cerveau. C'est un effort intellectuel continu qui
maintient constamment la tension nerveuse. Ils passent
de longues heures à s'adonner en cachette à la lecture.
Tout cet effort intellectuel s'ajoutant à celui que néces-
sitent les leçons de la classe, est transformé en force
vive exagérée, prise sur les forces latentes de réserves
déjà insuffisantes, et emmagasinées dans les cellules
cérébrales qu'a épuisées déjà l'hérédité. Il faut ajouter
que cette tension intellectuelle et morale s'accentue
très fortement chez ces enfants à l'âge de la puberté.
L'observation de Paula Lombroso sur le fort développement de l'instinct de conservation chez les tout jeunes
enfants peut être très juste ; mais le fait d'un ébranlement puissant, provenant des états affectifs et d'une
tension intellectuelle intense chez Marie Bachkirtreff,
à l'âge de treize ans, fait considéré par P. Lombroso
comme exceptionnel et possible seulement chez un

esprit supérieur, nous semble, au contraire, très admissible à cet âge chez beaucoup d'enfants un peu nerveux.

La nécessité s'impose, surtout à cet âge, de surveiller le travail intellectuel, les opérations psychiques et les inquiétudes morales de ses enfants, par crainte de surmenage.

En reprenant les causes, inhérentes à l'individu lui-même, du surmenage intellectuel, notons l'exaltation, l'ambition exagérée à laquelle les enfants nerveux sont portés. Cette ambition les pousse à se vouer à un travail dépassant leurs forces avec un zèle extraordinaire.

« Il y a, dit M. Galton, des personnes d'un esprit mou qui protègent leur propre santé cérébrale en se refusant à tout excès de travail. C'est parmi ceux qui sont zélés et vifs, qui ont des aspirations et des idées d'ordre élevé, qui se savent bien doués mentalement et sont trop généreux pour penser à leur propre santé qu'on trouve le plus fréquemment les victimes de l'excès du travail. »

La facilité à apprendre et l'ambition vont de pair, il faut bien se garder, par des paroles imprudentes, de stimuler cette tendance.

L'ambition est dangereuse pour les enfants nerveux à plusieurs points de vue : elle peut devenir le point de départ du surmenage dès l'enfance ; à l'âge adulte, dans le cas de l'affaiblissement des facultés intellectuelles sous l'effet de la névrose déclarée par la transformation du simple nervosisme de l'enfance, elle causera de grandes souffrances qui à leur tour compliqueront l'affection.

« Pendant cet âge où, dit Fénélon, l'on est applaudi, et où l'on n'a point encore éprouvé la contradiction, on conçoit des espérances chimériques, qui préparent des mécomptes infinis pour toute la vie ; j'ai vu des enfants qui croyaient qu'on parlait d'eux toutes les fois qu'on parlait en secret, parce qu'ils avaient remarqué qu'on l'avait fait souvent. Ils s'imaginaient n'avoir rien en eux que d'extraordinaire et d'admirable. Il faut donc prendre soin des enfants, sans leur laisser voir qu'on pense beaucoup à eux. Montrez-leur que c'est par amitié et, par le besoin qu'ils ont d'être redressés, que vous êtes attentifs à leur conduite, et non par l'admiration de leur esprit. Contentez-vous de les former peu à peu, selon les occasions qui viennent naturellement ; quand même vous pourriez faire avancer beaucoup l'esprit d'un enfant sans le presser, vous devez craindre de le faire, car le danger de la vanité et de la présomption est toujours plus grand que le fruit de ces éducations prématurées qui font tant de bruit. »

Revenant à l'étude des conditions du surmenage, plus fréquent chez les enfants nerveux que chez les autres, nous constatons qu'étant très émotifs, les enfants nerveux, dans leur étude, éprouvent encore la crainte de ne pas réussir, de ne pas pouvoir préparer assez bien leurs examens. Par l'effet du travail intellectuel intense, leur cerveau surchauffé exaspère leur inquiétude habituelle, ce qui exerce à la longue une action dépressive sur le système nerveux chez ces enfants à tare héréditaire chargée ; l'attention, malgré leur intelligence assez grande, présente de bonne heure une légère défaillance qui oblige leur esprit à s'abstraire de temps à autre de l'objet de leur étude. L'enfant penché sur son livre laisse errer ses idées sans but ou réfléchit à une question qui le préoccupe. Ces évasions temporaires ont un double effet nocif : elles retardent la préparation de leurs devoirs, les obligeant à rattraper le temps perdu et deviennent ainsi une cause de *sédentarité* et de surmenage ; de plus, elles leur donnent l'habitude de céder à la distraction ; avec le temps, ils ne sauront plus diriger leur attention.

Les auteurs qui ont fait des expériences sur le travail mental ont constaté l'influence salutaire qu'exerce l'entraînement sur la productivité intellectuelle.

Il nous semble que cet entraînement joue un rôle très important, surtout chez les nerveux

De même que par l'entraînement dans le travail physique, les muscles engourdis au début par un repos trop long ou une légère fatigue, se dégourdissent et gagnent en force et vigueur ; ainsi sous l'effort de l'entraînement dans le travail intellectuel, l'alourdissement de l'esprit des neurasthéniques arrive à disparaître. Car sans aucun doute, chez ces malades, l'affaiblissement de l'attention et l'asthénie psychique générale sont bien réels, mais l'auto-suggestion prend aussi sa part dans ces phénomènes.

Elle se produit ici presque de la même manière que dans l'insomnie.

Dans le cas de neurasthénie, c'est la peur exagérée d'une diminution de l'attention ou de la mémoire, qui annihile la puissance intellectuelle, laquelle, en réalité, n'est atteinte qu'à un faible degré.

Par l'effet même d'un travail d'une certaine durée

le sujet s'entraîne et oublie la préoccupation et les craintes qui le dominaient. Ce mécanisme est analogue à celui qui se produit dans la guérison des parésies d'origine nerveuse par l'entraînement suggestif, que M. Bernheim a utilisé avec tant de succès.

Dans l'un ou l'autre cas, il s'agit, par un moyen indirect et détourné, d'obtenir la neutralisation de l'idée déposée dans l'esprit par auto-suggestion.

Si tout le monde a pu faire plus ou moins l'expérience que ce n'est pas le travail qui cause de la peine mais simplement le fait de s'y mettre, ce sont surtout les neurasthéniques qui peuvent avoir la pleine connaissance de ce phénomène ; même ceux qui ont beaucoup de goût et un véritable amour du travail, doivent passer chaque fois par une vraie lutte.

D'une part, la tendance qu'ont ces nerveux à s'entraîner pour n'importe quelle occupation ou quel plaisir momentanés et, d'autre part, l'affaiblissement de la volonté et la *psychasténie* font redouter tout travail intellectuel, et sont les causes de ce combat intérieur.

C'est à cause de cette difficulté toute spéciale qu'éprouvent les neurasthéniques de se mettre au travail, qu'il est extrêmement important de leur éviter les interruptions. Les travailleurs, aux moments du travail obligatoire, les redoutent avec une véritable anxiété. Aussi les nerveux ne peuvent-ils travailler que dans un calme parfait. Les associations d'idées, qui s'effectuent chez eux avec une certaine lenteur par suite de l'affaiblissement de l'attention, sont gênées par les causes les plus futiles.

Outre l'influence salutaire sur la productivité que nous avons reconnue à l'entraînement, il y a encore un autre facteur important, qui est l'exercice acquis par le travail. Comme il a été démontré, par les expérimentations, que l'exercice acquis ne disparaît pas après un repos de quelques heures, mais que ses effets sont neutralisés par des intervalles plus longs, il est à noter que les nerveux en tireront peu de profit. Par le fait de leurs malaises physiques, leur inquiétude d'esprit, la facilité avec laquelle ils perdent leur équilibre moral, ils ne sont pas en état de continuer leur travail sans des interruptions durant plusieurs jours.

Les alternatives de travail et de désœuvrement, influencent très défavorablement le bilan définitif de la productivité générale. Au moment des examens, des concours, sous le fouet des circonstances, la volonté se raffermit, l'inquiétude d'esprit s'apaise; le nerveux fait un effort inouï, s'appliquant à un travail continu et actif pendant un certain temps. Aussi, cette période se termine inévitablement par un surmenage. Jamais un individu normal ne le connaîtra à un degré aussi fort ni aussi fréquemment.

Un nerveux n'obtient rien dans la vie sans une certaine peine morale et sans un effort qui, malgré sa courte durée et son intermittence, doit cependant être poussé à l'extrême. Aussi, tandis que l'insuccès sera ressenti par le cerveau surchauffé, avec un désespoir profond, le succès couronnant pour ainsi dire la crise de l'effort intellectuel, sera un véritable bonheur.

M. Bouveret dit, en donnant la description des enfants voués à la forme héréditaire de la neurasthénie :

« Quelques-uns présentent un développement précoce et remarquable de certaines facultés intellectuelles, particulièrement de la mémoire, mais ce développement s'arrête de bonne heure et, dans la vie, ces écoliers brillants ne tiennent pas ce qu'ils avaient promis. »

C'est un fait facilement prouvé par l'observation, que beaucoup de ces enfants nerveux, extraordinairement doués au point de vue intellectuel, ne réalisent pas l'espoir de leurs parents; bien plus, ils constituent cette triste catégorie d'individus qui ne réussissent à rien dans la vie, mais c'est là l'effet, moins de l'arrêt du développement intellectuel que de cet ensemble très compliqué des divers phénomènes du domaine psychique et moral, constituant la personnalité des nerveux, laquelle, malgré les études les plus minutieuses faites par les esprits les plus éclairés, reste toujours une énigme insoluble.

Les nerveux, par l'instabilité de leur caractère, l'inquiétude de leur esprit et toute la série des chagrins qui en résultent, ne peuvent pas fournir un travail intellectuel vraiment systématique et productif. On a trop exagéré le rôle de l'importance intellectuelle et de l'affaiblissement de la mémoire dans la neurasthénie il sont réels, mais souvent à faibles degrés ; tandis que la défiance de ses propres forces et l'auto-suggestion, qui fait croire à une diminution d'   facultés, sont ici des facteurs très importants. N   ,nnaissons un cas d'impotence intellectuelle guérie complètement par la suggestion. Cet état morbide durait depuis dix ans et empêchait très souvent tout travail, même une simple lecture, et la mémoire n'était pas affaiblie. L'intervention d'une influence étrangère enleva l'idée suggérée par la crainte et suffit à rendre au malade la santé et la vigueur intellectuelles.

Le phénomène présenté par la personne dont parle l'observation VI, était dans l'impossibilité de comprendre ce qu'elle lisait. Au moment où nous prenions son observation, nous nous sommes efforcé de la persuader qu'il n'y avait chez elle aucun affaiblissement des facultés intellectuelles, mais simplement de l'auto-suggestion, et qu'elle devait tâcher elle-même de combattre l'idée de fatigue au travail. Le lendemain, rassurée et très contente, elle a pu reprendre celui-ci, sinon avec une vigueur complète, du moins avec la facilité habituelle de compréhension, et se soutenant pendant la durée normale.

Il résulte de tout ce qui a été dit que, s'il est très important de prévenir le surmenage chez les enfants et de le combattre à la première alarme, il est non moins important de le faire très habilement, sans frapper l'imagination de ces enfants impressionnables, par des paroles trop fréquemment répétées à ce propos. De même, si les précautions et la surveillance sont nécessaires pour que l'ambition ne se forme pas chez les enfants nerveux, l'obligation n'est pas moins grande d'éviter soigneusement les conditions qui pourraient engendrer la méfiance de soi-même. C'est dans l'école, à l'injustice des maîtres envers les élèves, aux préférences accordées aux uns au détriment des autres, sans tenir compte des efforts intellectuels de ces derniers, qu'il faut attribuer le dégoût du travail, les découragements et toutes les fâcheuses circonstances qui tendent à diminuer les facultés mentales des écoliers moins bien doués.

Il serait peut-être utile et pratique, surtout pour les enfants nerveux que tout en les préparant pour une école, on apportât un soin tout spécial à ce que leurs connaissances fussent bien conformes et nullement au-dessous du programme de la classe dans laquelle ils doivent commencer leurs études. Si, au début, en raison de connaissances préparatoires insuffisantes, l'enfant est obligé de rester en arrière des autres, il aura beau appliquer tout son effort jusqu'au surmenage, il boitera toujours dans cette course, se dégoûtera à la longue du travail et perdra toute confiance en ses facultés intellectuelles.

Étant données les conditions toutes spéciales dans lesquelles se trouve la personnalité psycho-morale des enfants nerveux, il serait d'une très grande importance de les placer dans des écoles spéciales où ils ne seraient pas mêlés aux enfants vigoureux ; des écoles où serait réalisée l'adaptation de toutes les conditions à leurs facultés psychiques, à leur état physique et à leurs singularités morales ; en même temps une surveillance toute particulière ménagerait la résistance moindre de leur système nerveux affaibli.

Kraft-Ebing fait observer qu'il faut des conditions spéciales aux enfants nerveux pour les préserver du surmenage, qui est une nouvelle cause d'affaiblissement pour le système nerveux. Bojadjeff, dans sa thèse sur la neurasthénie chez les enfants, émet l'opinion qu'il serait très avantageux d'avoir, pour les enfants neurasthéniques, des écoles où il n'y aurait que des enfants de même constitution.

Les avantages des écoles spéciales pour les enfants nerveux seraient très grands, à la condition pourtant qu'elles soient établies avec une ingéniosité et des soins tout particuliers : il faudrait obvier aux inconvénients très nombreux qui se présenteraient alors forcément. Les phénomènes psychiques sont contagieux, et par les exemples et par les paroles. Les enfants présentant des tares nerveuses héréditaires, aussi bien ceux qui sont prédestinés à la folie et dont le caractère a été décrit par Legrand du Saulle, que ceux qui, avec le temps, seront atteints de simple neurasthénie à forme héréditaire, — sont, comme on l'a fait remarquer plusieurs fois, émotifs, bizarres, excentriques, très susceptibles, présentant de bonne heure une certaine propension à la tristesse ; ils font parade de leur sensibilité exquise, de leur originalité, de leur manière générale de penser. Ils sont souvent trop sérieux et ont le goût des choses extraordinaires. Dans la compagnie continuelle les uns des autres, en échangeant leurs opinions, ils s'admirent ou se désapprouvent mutuellement et exagèrent ainsi la morbidité de leur état psychique. En somme, ce sont de petits exaltés, et leur exaltation ne sera que renforcée par l'échange des idées semblables. On connaît cette force d'attraction, ce besoin de communion sympathique que ressentent les nerveux et qui les pousse les uns vers les autres ; mais il est toujours avantageux que, dans une réunion de quelque nature qu'elle soit, vienne se mêler un élément nouveau.

Dans les dernières années surtout on s'est préoccupé

de créer des écoles spéciales pour les enfants anormaux, (sourds-muets, idiots, imbéciles, etc.) Nous regrettons de ne pas savoir ce qui a été fait à ce point de vue pour les enfants légèrement nerveux qui ne présentent qu'une insuffisance nerveuse à peine perceptible, et qu'il est difficile de distinguer des enfants sains.

CHAPITRE IV

TIMIDITÉ

« La timidité n'est pas la crainte *(timor)*, elle n'est pas non plus une disposition à la crainte *(timiditas)*. On ne fait pas aux effrontés cet honneur de les appeler des braves ; on ne doit pas faire aux timides cette injure de les confondre avec les poltrons et les lâches », dit M. Dugas, qui considère la timidité comme un mode de l'état psychique, comme un désordre momentané de la volonté, de l'intelligence et du sentiment.

D'après lui, la timidité, comme désordre du vouloir, a pour cause la gaucherie ; elle devient un trouble moteur, amenant une incoordination ou même une véritable paralysie du mouvement, par l'entrave qu'elle apporte aux actes réfléchis volontaires.

La volonté fortement organisée, soutenue par la nature ou façonnée par l'habitude, reste en général indemne ; c'est la volonté en voie de formation seule qui se trouble.

L'intelligence est atteinte à son tour ; chez elle, la timidité amène une dispersion, une incohérence des idées, une éclosion confuse et désordonnée des images.

Même entrave dans le jeu des sentiments dont elle

empêche la libre manifestation ou dans lesquelles elle provoque un véritable chaos.

« En résumé — déclare M. Dugas — la timidité, à quelque fonction qu'elle se rapporte, est une inhibition ou un trouble de cette fonction ; elle dérive de l'organisation imparfaite, soit des actes, soit des pensées, soit des sentiments. »

Dans le courant de son ouvrage, l'auteur est finalement conduit à faire une sorte d'éloge de la timidité : « elle est une inaptitude à la vie réelle, active, mais, par là-même, elle devient une prédisposition à la vie imaginative et à l'art... La timidité, même maladive, a donc son emploi. L'art offre au timide une revanche, elle lui offre l'accès d'une vie idéale, supérieure à la vie réelle, pour laquelle il n'est point né. »

On sait que, dans la nature, « rien ne se perd, rien ne se crée » ; la matière n'est qu'une suite de transformations où le moindre atome se trouve utilisé. Les phénomènes de psychopathologie (ou même les simples altérations psychologiques) ont donc aussi leur utilité, ne serait-ce que pour servir, en vertu de la loi des contrastes, à faire ressortir les avantages du type normal de l'état mental. D'après les philosophes optimistes, Leibnitz, Shaftsbury et autres, la seule raison d'être du mal n'est-elle pas l'ombre apportée au tableau du bien, dont il souligne ainsi l'harmonie et l'éclat ?

L'observation nous prouve que tous les timides ne deviennent pas poètes ou artistes ; il n'y a pas lieu, sans doute, de le regretter : ils seraient trop nombreux !

Les élus, les privilégiés de la nature ne sont donc que la minorité : il reste toute une catégorie de timides, d'une intelligence supérieure ou médiocre, peu importe, qui sont obligés de compter avec les nécessités de la vie. Cette dernière, qu'est-elle, en somme, sinon une lutte incessante, dont le champ de bataille est l'action? Nous utiliserons, pour appuyer l'idée que nous voulons développer, les paroles de M. Dugas.

« Il n'en est pas moins vrai que la timidité, développée ou constitutionnelle, est une infirmité véritable. Elle gâte les dons de l'esprit, elle paralyse l'effort, elle est une inaptitude à la vie active. »

Au-dessous de cette vie supérieure, idéale, où se plaît l'esprit génial du poète qu'illuminent les visions de l'imagination créatrice, existe un monde réel, véritable fourmilière où les individus s'émeuvent, s'agitent, chacun traînant son brin de paille, souvent disproportionné à ses forces ; en d'autres termes, accomplissant dans un délai déterminé — et selon les lois de la division du travail — la tâche spéciale qui lui est assignée.

Qui n'avance pas, recule. Les forts arrivent, les faibles succombent. Ces derniers, s'ils n'ont pas été définitivement écrasés dans la lutte pour la vie, en sortent comme des vaincus, c'est-à-dire humiliés, anéantis. Quelle sera la conséquence de ces défaites? La dépression des états affectifs : d'abord l'instabilité, ensuite la déséquilibration de toutes les facultés psycho-morales, aboutissant — tôt ou tard, mais fatalement — à une névrose. Nous rappellerons encore une fois les idées de M. Tournier :

« La neurasthénie est une atteinte à la vie sociale de l'individu. » Tout ce qui le rend incapable de tenir son rôle ici-bas, tout ce qui l'arrache à la vie réelle pour l'emporter dans le monde de la fantaisie, peut, par cela même, lui préparer les voies de cette névrose. Venant au monde, entrant comme membre dans une société basée sur l'activité, il faut que l'individu soit préparé à cette activité par ses facultés psychiques, son éducation, sa constitution, son tempérament et ses tendances personnelles. La concurrence exige des aptitudes égales de la part des concurrents. Être original, être autre que tout le monde, est permis seulement à l'esprit génial. Quand on n'est pas génie, on n'a pas le droit de mener l'existence pratiquement stérile d'un rêveur !

« Un individu, s'il veut vivre heureux, devra être assez souple et habile pour se conformer aux circonstances, ou assez fort, d'un génie extraordinaire pour que les circonstances se conforment à lui ; s'il ne peut faire ni l'un ni l'autre, ou s'il ne peut pas, par son bon sens ou par sa bonne fortune, les ménager et établir un compromis, il deviendra fou, ou se suicidera, ou sera criminel, ou se mettra à la charge de la charité publique » (Maudsley).

Nous nous croyons donc suffisamment autorisé — à propos de la neurasthénie — à traiter de la timidité ; cette dernière est à nos yeux, nous ne dirons pas l'unique, mais du moins un des plus importants facteurs qui influent sur l'état psychique de l'individu en le faisant dévier du type normal et le rendant incapable d'opposer victorieusement sa force morale habituelle à la névrose envahissante.

La timidité, d'ailleurs, peut naître sur le terrain prédisposé de la neurasthénie. Celle-ci ayant pour symptôme essentiel l'impressionabilité, la timidité elle-même découle — qu'on nous pardonne l'expression — de *l'hypertrophie* des états affectifs.

Donc la timidité peut être cause ou effet de la neurasthénie.

Le neurasthénique, en sa qualité d'émotif, offre beaucoup de ressemblance dans ses opérations psychiques avec le timide. « Les timides, dit M. Dugas, ne croient pas à l'indifférence des autres. » Il leur semble que tout le monde épie leurs actes, devine leurs pensées. Or, l'impressionable, sans être timide, se croit constamment observé, s'imagine exciter la sympathie ou l'antipathie des gens avec qui la vie le met en contact. En somme, c'est un inquiet ; son esprit en continuelle tension, ignore le repos. Il aime ou il hait, il adore ou il méprise. Tout beau ou tout laid, tel est le monde à ses yeux ; il ne connaît que les extrêmes. Son effort intellectuel, n'étant pas suffisamment attiré par l'observation des phénomènes extérieurs, s'épuise dans celle des événements intérieurs. L'homme peu impressionnable se dépensera en activité. Pour l'impressionnable, les affections constituent une des raisons d'être de l'existence. Il s'observe, avons-nous dit, mais il observe aussi les autres et il lui semble qu'eux en font autant de leur côté. Voilà pourquoi l'impressionnable et le timide ne croient pas à l'indifférence. D'ailleurs la timidité elle-même n'est qu'un mode de l'émotivité, qu'elle contribue à exagérer encore.

La timidité constitutionnelle est une souffrance, toute souffrance forte et durable déprime le système nerveux et devient la condition d'une névrose : telle la neurasthénie.

La timidité oblige souvent l'individu à rechercher la solitude (condition anormale, l'homme étant un être sociable). Le solitaire ressassera, « ruminera » ses idées, augmentant encore son impressionabilité.

En le rendant gauche, la timidité enlève au sujet sa confiance en lui-même, entrave son activité, diminue ou empêche ses chances de réussite dans la vie.

En le rendant méfiant, elle le prédispose en outre à une analyse — soit subjective, soit objective — poussée à outrance, elle rompt l'harmonie de ses relations sociales, et empêche la formation de ce courant de sympathie mutuelle, condition essentielle du bonheur. Est-il nécessaire de dire que tout ce qui entrave le bonheur de l'individu prépare sa réceptivité aux névroses ?

Ainsi soustrait au plaisir naturel et légitime que procure la société, le timide se réfugiera dans la rêverie, laquelle à son tour, exaltera son imagination et son impressionnabilité.

La timidité engendre la maladresse, aussi bien dans l'ordre moteur que dans l'expression des sentiments ; elle trouble, en outre, les facultés intellectuelles. Nous voyons le timide incapable parfois d'exécuter les actes que lui commandent les circonstances. Ses gestes, ses mouvements, lourds et empruntés, en susciteront d'autres analogues. Dominé qu'il est par une sorte d'auto-suggestion contre laquelle sa volonté est incapable de réagir, convaincu, par expérience, de cette impuissance, le timide redoute d'avance toutes les occasions qu'il suppose capables de faire naître cet état d'âme. Doit-il remplir une obligation qui sorte tant soit peu de ses habitudes, si elle peut être différée, il la remettra sans hésiter au lendemain. (C'est là, nous le savons, un des défauts caractéristiques du neurasthénique.)

A l'aboulie et aux autres causes du phénomène, nous ajouterons donc cette temporisation que de fréquentes répétitions ont fait passer peu à peu à l'état d'habitude.

Et quel désastre, au point de vue intellectuel ! Sous le fouet exaspérant de la timidité, l'intelligence succombe, défaillante et humiliée ; il se produit comme une sorte de vide psychique : peu ou pas d'idées. L'attention est vacillante, les états de conscience ne convergent pas sur le même objet. Résultat : forte souffrance morale. Le timide a des opinions à soutenir, des convictions à défendre ; ces dernières, en vertu de l'excès de fonctionnement de ses états effectifs, ont été soignées avec le plus grand soin dans la serre chaude de ses affections : pour une cause futile, tous ces arguments, étayés par une forte conviction, et mûris par une longue expérience, s'évanouissent spontanément. Que de fois naît l'obligation de plaider la cause d'un ami, de défendre un innocent? Le timide veut parler : le voilà muet! l'appareil moteur du langage, dont l'émotion a paralysé le centre nerveux, est incapable de fonctionner. On pourrait presque comparer la timidité à une surface absorbante de lumière intellectuelle, n'en laissant passer que quelques rayons, ou souvent même à un véritable corps opaque intercalé entre l'individu et son milieu social ?

C'est la première condition du développement de la

tristesse que la perte de la confiance en soi-même. Le timide ne peut jamais prévoir quelle maladresse, et, conséquemment, quelle humiliation peut lui préparer son état. Au début, une lutte s'engage entre la raison et la prédisposition à la timidité ; c'est une recherche des moyens propres à la réprimer, un appel à la hardiesse. Mais, plus la constatation des phénomènes de cette affectivité morbide pénètre dans le champ de conscience, plus elle gagne en force et en stabilité. A la lutte, où les défaites abondent, succèdent la lassitude, le dégoût, la conviction intime d'une résistance inutile. Dès lors, plus d'efforts ; on se laisse aller à la dérive. Humiliation de la faiblesse irraisonnée, inquiétude, lutte, souffrance, tout cet ensemble concourt à produire la dépression morale et la diminution de la résistance nerveuse.

C'est le propre de la nature humaine de fuir la souffrance. Si les efforts tentés pour combattre la douleur morale restent vains, si la résignation n'y apporte qu'un soulagement illusoire, l'esprit s'ingénie, s'acharne à la recherche de ce calme, dont le besoin devient de plus en plus impérieux. Ce sera, d'abord, la fuite des circonstances qu'on sait devoir provoquer l'inquiétude. Cette fuite ne se produit, au début, que d'une façon lente et insensible, constituant par cela même, un réel danger, un véritable piège auquel on se laisse prendre d'autant plus facilement qu'on ne l'aperçoit pas. Puis, avec le temps, la double séquestration morale et sociale se trouve définitivement constituée.

Laquelle se manifestera d'abord ? Cette succession dépendra du mode de timidité. La timidité, trouble de

l'acte moteur, qui produit la gaucherie, la maladresse,
fera fuir la société par crainte du ridicule et de la raillerie, mais toujours par degrés, progressivement. Le
timide s'ingéniera d'abord à trouver de bonnes raisons
pour justifier, à ses propres yeux, ses préjugés et sa
conduite. Puis, mettant en parallèle, d'une part, le
plaisir éprouvé par la fréquentation de ses semblables,
et, de l'autre, la peine qui en résulte, il trouve le premier insuffisant. Sa conviction qu'il est incapable de
réagir va en s'accentuant, et ces fuites deviennent de
plus en plus souhaitées, de plus en plus fréquentes.

Dans la timidité, considérée comme désordre prédominant de l'intelligence ou du sentiment, l'isolement
moral précède l'isolement social. Le timide, n'étant plus
paralysé par la crainte des gaucheries, mais simplement
troublé dans ses opérations psychiques, redoute surtout
les *impairs* d'ordre intellectuel ou moral, commence
par comprimer ses sentiments, supprimant tant bien que
mal leur manifestation, et, au point de vue intellectuel,
s'imposant une réserve excessive, s'enfermant dans
un mutisme obstiné ; il s'isole moralement. On
conçoit quel danger résulte de cette rupture brusque
des liens de communication morale, de cet abîme
infranchissable creusé entre lui et ses semblables ! Dès
lors, le timide assistera aux réunions, mais en simple
spectateur. Entourés d'êtres semblables à lui, agités
d'émotions diverses, au sein de cette expansion vivante
de sentiments, de cet échange mutuel de pensées amicales ou passionnées, il restera, au moins en apparence, indifférent, imperturbable dans son calme voulu.
A force d'éviter de se mêler à l'animation générale,

on reste froid. La conversation rapproche et noue les liens de la sympathie. Ne prenant pas part à l'entretien, on se désintéresse des questions communes qui en font l'objet. Par un phénomène tout naturel, il se produira chez les autres personnes présentes un véritable courant d'antipathie pour ce silencieux, dont la réserve cache peut être une critique; on le traitera de fier (la confusion est si facile et si fréquente!) et cette antipathie sera réciproque de l'observé à ses observateurs. Le timide se rend rapidement compte de sa fausse position, son sentiment de malaise éprouvé va en croissant et il finit par s'isoler.

Dans ce cas, l'isolement social suit secondairement l'isolement moral qui était le fait primitif.

Il nous semble que la fuite directe de la société dès le début (quoique amenant secondairement l'isolement moral et tous ses inconvénients) ne ferme pas irrévocablement le chemin du retour vers cette société temporairement abandonnée. Le sujet que l'expérience de la vie ou un hasard heureux aura guéri y pourra rentrer, trouvant, cette fois, au milieu de ses pareils, le calme et la possession de soi-même. Celui qui persistera dans son rôle de *spectateur muet* éprouvera plus de difficultés à effectuer sa réconciliation sociale. En vertu de la loi des associations d'idées, il craindra toujours d'y retrouver le souvenir amer des souffrances passées. Il se retirera dans la solitude, respirant une atmosphère toute spéciale, différente selon son goût et ses tendances individuelles, mais, en tout cas, une atmosphère anormale, factice, parce qu'elle porte atteinte à son instinct naturel de sociabilité.

La solitude engendre et organise toutes les vicissi-
tudes du caractère, surtout si le solitaire emporte dans
son âme malade, une ample moisson de regrets, un vif
mécontentement de lui-même et des autres.

L'impressionabilité exagérée, les souffrances qui en
résultent, la solitude recherchée, en un mot, les effets
de la timidité sont des facteurs suffisants pour porter
l'auto-analyse à son maximum, analyse douloureuse,
véritable *vivissection de l'âme,* qui produit d'abord de
l'irritabilité, ensuite de la dépression du système nerveux, désagrégeant la synthèse morale et mentale et
fournissant aux névroses un champ d'évolution tout
préparé; voilà d'emblée constituée, la tendance aux
idées fixes et aux états hypocondriaques.

Autre inconvénient : la solitude dispose à la rêverie.
Privé des joies habituelles que lui procure la fréquentation de ses semblables, le timide se crée des compensa-
tions dans la lecture. Les changements dans les matières qui servent à l'alimentation de l'esprit, telle est l'exi-
gence normale des états de conscience. Aux impressions
habituelles, qu'engendre l'activité, l'éloignement de la
vie réelle fait donc succéder une fatale monotonie. Pour
la combattre, l'esprit solitaire fait appel à l'imagination et
celle-ci d'accourir aussitôt. Les idées prennent leur
essor, mais d'une manière toute automatique, sans que
la réflexion ait à intervenir : c'est la fiction, le roman,
les constructions merveilleuses de « châteaux en Espa-
gne », la représentation imaginative de tous les plaisirs
souhaités. Le rêve dédommage de la réalité inacces-
sible; on s'enivre, on s'abandonne, sans comprendre
les dangers de cet abandon; on ouvre son âme malade

à toutes les impressions qu'enfantent les sentiments ; l'esprit semble voler d'émotions en émotions comme l'enfant qui, grisé par l'éclat et la beauté des fleurs, les cueille l'une après l'autre sans s'apercevoir qu'il dépasse la limite du champ assigné à ses ébats. Les émotions, devenues passions, échappent alors au contrôle cérébral, se développent et s'étalent, attrayantes dans leur complet épanouissement.

En somme, impressionnabilité exagérée par suite de l'affaiblissement progressif et, finalement, de la ruine de la volonté ; habitude prise de s'abandonner au caprice du moment, de se soustraire au contrôle de la raison ; paralysie de l'activité ; perte de l'équilibre moral ; mise en fuite des sentiments élevés, ennoblis d'ordinaire par la réflexion, au profit des émotions malsaines, entretenues et exaltées ; enfin, difficulté presque insurmontable de s'affranchir de ces habitudes vicieuses, par suite de l'asthénie psychique, tel est le bilan déplorable de ces rêveries chez les individus nerveux !

« Il est agréable de vivre, dit Ribot, dans le monde de la fantaisie pure, d'où l'on tombe énervé et incapable de remplir sa tâche quotidienne. »

L'excitation de la cellule cérébrale — conséquemment l'exaltation de l'esprit — ayant leur maximum d'intensité le soir, c'est à ce moment surtout que les rêveries feront sentir leur tyrannique empire : et voilà l'insomnie créée, le plus douloureux symptôme de la neurasthénie, la terreur des malades, un des phénomènes pathologiques les plus opiniâtres et les plus difficiles à traiter.

M. Dugas dit : « Il est à noter que, dans le cas du

timide, ce n'est pas l'amitié qui fait naître les confidences, c'est le besoin de confidences qui donne naissance à l'amitié. L'épanchement, en effet, n'est pas la preuve infaillible de l'affection ; il en devait être l'effet, il en est parfois la cause, quand il n'en est pas simplement l'apparence. Les camaraderies si vantées de la jeunesse sont souvent un échange de confidences naïves entre jeunes gens timides qui se dédommagent de la gêne qu'ils éprouvent à se montrer tels qu'ils sont en public. Si la timidité rend solitaire, elle dispose donc aussi à la camaraderie et à l'amitié. »

Ces avantages que M. Dugas, parlant en psychologue, attribue à la timidité, ne s'évanouissent-ils pas si nous envisageons le côté médical de la question, si nous soulignons les troubles qu'elle produit dans les divers modes de la psychicité des individus nerveux? Sans doute, le besoin de confidences éprouvé par le timide, résulte des conditions anormales de l'isolement où le plonge sa timidité ; mais ce besoin, exagéré par les longues privations du plaisir que procure à l'homme le commerce de ses semblables devient maladif, c'est un cas pathologique. Le timide, gêné en public, arrêtant volontairement — mais à contre-cœur, — l'expression de ses sentiments, souffre de cette contrainte. Qu'un dédommagement s'offre à lui, que l'occasion naisse d'une confidence, d'un épanchement, non seulement il l'accueille, mais il en abuse. Un gaz comprimé trouvant une issue, s'échappe en produisant l'explosion fatale ; le circuit d'un fort courant électrique, ouvert brusquement et sans précaution, provoque une commotion trop violente ; de même, l'expression subite des états émotifs douloureusement réprimés, produit une décharge anormale, ébranlant fortement le système nerveux non préparé à de pareilles dépenses d'énergie.

Nous voyons donc le timide, comme grisé par le plaisir de se sentir écouté avec bienveillance, parler, dévoiler ses secrets ; une confidence en évoque une autre, c'est une suite intarissable et enthousiaste de révélations dont son être intime fait tous les frais. A cette excitation anormale succède bientôt une dépression marquée. Le regret de n'avoir pas su maîtriser ses émotions occasionne au nerveux une anxiété et une douleur morale très vives.

On le voit, des distractions variées, la fuite des plaisirs violents, et, en général, de toute secousse produisant un ébranlement du système nerveux, constitueront l'hygiène morale de tout sujet facilement impressionnable:

Il est évident que la timidité se forme dans l'enfance; elle n'éclôt donc pas subitement chez l'adulte. Par conséquent, tous les inconvénients, tous les troubles psychiques qu'elle cause chez ce dernier, se retrouvent chez l'enfant.

D'après Baldwin, la timidité fait son apparition dès les premières années sous forme d'inhibition des activités normales. « Les signes expressifs les plus nets, dit-il, sont les suivants : l'enfant tord ses doigts, ses mains, froissant nerveusement ses vêtements ou ceux des autres, se détourne entièrement et se cache le visage, remue le torse et agite les jambes d'une façon embarrassée. Dans les cas extrêmes, il rougit, contracte les lèvres et les paupières et, finalement, crie et pleure. » Il s'agit ici de la timidité « *primaire* », organique, instinctive.

La vraie timidité n'apparaîtra qu'avec les premières difficultés de l'existence, avec la réflexion et la conscience de la personnalité. Normale, pour ainsi dire, dans tout le jeune âge, où elle disparaît naturellement elle s'accroît plus tard, selon les conditions et le milieu dans lequel vit l'enfant.

Nous avons déjà signalé l'éducation trop sévère comme une des causes adjuvantes — parfois même créatrices — de la timidité, ainsi que les injustices des maîtres d'école dont le résultat pour l'élève est la perte de la confiance en lui-même : méfiance et timidité vont de pair. Ajoutons à ces deux causes un facteur non moins important : la raillerie. Pour un motif souvent futile un enfant vient à provoquer les moqueries de de ses camarades. S'il est impressionnable et susceptible, ce premier trouble en suscitera toute une suite d'autres ; la rancune surgira, excellent moyen d'encourager encore le railleur dans son attitude, alors que le calme et la bonne grâce l'auraient de suite désarmé.

Les railleries sont contagieuses, surtout chez les enfants, essentiellement portés à l'imitation. De plus, il est reconnu que les réunions d'individus confèrent à leurs membres une hardiesse qu'ils n'auraient pas, pris séparément, et font surgir, du fond de leur être moral, les mauvais instincts. Chacun met une sorte d'amour-propre à surpasser ses voisins en traits d'esprit. L'enfant, en butte aux railleries, accumulera gaucheries et maladresses qui ne feront qu'accroître davantage sa timidité. Celle-ci passera bien vite à l'état chronique pour constituer, en fin de compte, une véritable affection morbide.

Que les éducateurs surveillent donc les jeux des enfants nerveux, qu'ils maintiennent l'harmonie des bonnes relations entre camarades, encourageant ou désapprouvant, par une parole dite à propos, les actes capables de consolider ou de rompre cette harmonie.

Il est des causes, en apparence insignifiantes, dont l'ensemble agit puissamment sur la formation du caractère; on ne devra pas les négliger. Surveille-t-on suffisamment les opérations psychiques de l'enfant, sa manière de sentir et de réagir aux influences venues du dehors? Comprend-t-on toujours quels doutes assaillent son jeune esprit, quelles souffrances peuvent affecter son âme sensible, quel poison véritable les railleries et les sarcasmes d'un camarade mal intentionné peuvent verser dans son sein?

Souvent ce sont les parents eux-mêmes qui créent, chez leurs enfants, les tendances à la timidité. Combien de fois, dans les familles, ne constate-t-on pas cette déplorable habitude de la *préférence*, ouvertement manifestée, pour les uns au détriment des autres ! Le petit être, ainsi délaissé, se demande pourquoi. Après avoir émis les suppositions les plus invraisemblables, les plus contradictoires, il arrivera à cette conclusion qu'il n'est pas aimé à cause de son infériorité. L'idée de méfiance envers lui-même, déposée dans son cerveau, y germe lentement, déprimant peu à peu ses forces morales et intellectuelles et finissant par engendrer une tristesse permanente qui peut aller jusqu'au désespoir.

M. Thomas dit : « Il en est auxquels la peur de se

tromper, d'être blâmés par le maître ou raillés par des camarades espiègles ôte toute présence d'esprit et presque tout bon sens. S'ils ne gardent point le silence lorsqu'on les interroge, ils ne répondent que par des sottises, bien qu'ils se montrent, dans d'autres circonstances, lorsque la crainte ne les paralyse point, intelligents et judicieux. Lorsque cet état craintif se prolonge, il peut engendrer des maladies véritables. Ces prédispositions se remarquent surtout chez ceux dont la santé est débile et qui ont vécu près de parents qui les terrorisaient. Qui de nous n'a pas rencontré de ces enfants inquiets, mécontents, effarés et que tous nos bons soins ne parvenaient pas à rassurer ? »

Nous avons vu que la timidité fait rechercher la solitude, et, inversement, que la solitude développe la timidité. Chez l'enfant, la question solitude, au sens strict du mot, ne peut guère se poser. Toutefois, on remarque, chez ceux qui ne voient pas d'autres personnes que celles de la maison une timidité, une gêne dans les attitudes, un véritable trouble, se traduisant par un silence obstiné en réponse aux paroles qu'on leur adresse. Quand cet entourage immédiat est surtout composé d'adultes, l'esprit de l'enfant se développe rapidement, obligé qu'il est, pour se soustraire à l'isolement fatal qui le menace, de se mettre au niveau du ton général. Cette influence des adultes est marquée chez lui par la tristesse ; dans ses yeux se lit un sérieux au-dessus de son âge.

Chose bizarre, au lieu de rechercher la compagnie de ses petits camarades, il l'évite au contraire ; devant eux il se sent gauche, dépaysé ; leurs jeux, auxquels il n'est pas habitué, lui déplaisent. Ceux-ci, en présence d'un ton et des manières qui ne sont pas les leurs, ont vite fait de lui tourner le dos. L'amour-propre de l'enfant s'en ressent, il souffre de se voir inférieur, de ne pouvoir partager ces jeux, ces ébats, cette gaieté exubérante, d'être un sujet de remarque pour les autres ; en voilà plus qu'il n'en faut pour exagérer encore sa timidité naturelle.

Il en est de l'enfant comme de l'adulte. La société de ses semblables est indispensable à son bonheur. A l'éducateur incombera donc le devoir de susciter ses relations avec ses petits camarades, suivant les conditions normales de son âge.

CHAPITRE V

LA PEUR CHEZ L'ENFANT

La peur en général est une émotion profondément asthénique; comme telle, elle peut prédisposer aux névroses et en particulier à la neurasthénie, névrose dans laquelle prédomine la dépression nerveuse. Nous trouvons donc utile de consacrer un petit chapitre à la peur chez les enfants.

Les phobies, craintes exagérées, états anxieux jouent un certain rôle dans la symptomalogie de l'affection qui nous occupe.

Existe-t-il un rapport direct entre la prédisposition à la peur exagérée chez les enfants et le développement des phobies ultérieures dans la neurasthénie? Autrement dit, est-ce que les individus neurasthéniques qui, dans leur enfance étaient très peureux, seront plus sujets à l'anxiété et aux phobies que les neurasthéniques qui, dans leur jeunesse, n'ont jamais connu le sentiment de la peur?

Il paraît assez légitime de répondre à cette question par l'affirmative.

On dit que les phénomènes pathologiques ne sont que la diminution ou l'exagération des phénomènes physiologiques. On peut d'autant mieux soutenir que toute nuance pathologique, si légère soit-elle, que peut présenter un état mental, sera naturellement accentuée par la maladie.

La peur est, somme toute, un sentiment normal chez l'enfant qui, conscient de sa faiblesse, est inconscient de l'ignorance où il est de la raison d'être des phénomènes qui peuvent l'assaillir.

Et, lorsque nous voulons envisager la peur chez l'enfant comme une prédisposition aux phobies futures, ce n'est pas à l'émotivité, à la crainte, ou à la peur rationnelles que nous pensons. C'est à une peur déjà pathologique que l'on rencontre assez fréquemment chez lui. Il s'agit alors d'une peur exagérée, qui n'est naturellement pas évoquée par un danger réel mais qui, en quelque sorte, est imaginaire, en tout cas inexplicable par le raisonnement, et qui s'accompagne d'une sorte d'anxiété.

Cette peur, cet état anxieux, que l'on rencontre parfois chez l'enfant, si elle n'est en elle-même un stigmate pathologique certain, du moins présente de grandes analogies avec un phénomène morbide.

Dès lors, il nous paraît justifiable d'admettre, comme probable, qu'un neurasthénique qui dans son enfance a présenté cette peur exagérée, sera prédisposé, plus que tout autre, aux véritables phobies.

La possibilité de ce rapport n'est admissible qu'à titre de supposition, de déduction logique, découlant de faits observés ainsi que le montrent nos observations I et II.

Ribot croit trouver la cause de certaines phobies dans les événements de l'enfance ayant provoqué le sentiment de la peur, mais dont on n'a pas gardé le souvenir.

M. Régis énumérant les causes des obsessions insiste sur l'influence des émotions morales, et il n'exclue pas celle de la peur.

« Les émotions provocatrices sont très variées. La peur est de beaucoup la plus fréquente, surtout celle qui résulte de la vue de morts ou de malades. »

M. Delbet dit dans sa thèse sur les obsessions : « Ordinairement ces enfants prédisposés, plus ou moins entachés de tares héréditaires, sont de suite prêts à subir les moindres influences. Que les parents se gardent bien de développer chez eux des craintes variées par les menaces, les châtiments, les histoires de revenants, chers aux nourrices et souvent aux parents. C'est développer chez des prédisposés des tendances panophobiques, et bientôt après, soit des phobies, soit des impulsions variées qui surgiront à la moindre occasion. »

La peur est une émotion asthénique avons-nous dit. Comme telle, elle produit une dépression sur les phéno-mènes organiques et, par conséquent, porte préjudice à la santé de l'individu.

Le sentiment de peur exalte la sensibilité de l'enfant.

Lorsqu'on veut prévenir chez lui la névrose on doit, par tous les moyens appropriés, éviter qu'il ne soit soumis à l'influence dépressive de la peur et aussi s'effor-cer de combattre ses effets.

Le sentiment de la peur est souvent engendré et exa-géré par les mauvais traitements.

Or nous nous sommes déjà efforcé de démontrer que

la sévérité et les mauvais traitements avaient à eux seuls une influence plus ou moins certaine sur le développement de la neurasthénie.

En exagérant le sentiment de la peur chez l'enfant, ils sont donc susceptibles d'appeler davantage encore la névrose.

La peur peut toutefois à elle seule y prédisposer l'enfant.

M. Binet a publié dans *l'Année Psychologique* de 1895 un article sur la peur chez les enfants.

Il nous a paru bon d'en extraire les parties qui nous intéressent, car son étude est basée, chose fort appréciable quand il s'agit de questions psychologiques, sur des observations nombreuses, dont un grand nombre a été fourni par des réponses que cent dix instituteurs ou maîtresses d'école ont faites à des questionnaires rédigés par l'auteur.

Ceci fait, nous exposerons notre façon d'envisager la peur chez les enfants comme étant une prédisposition possible aux névroses et, en particulier, à la neurasthénie.

De toutes les causes, de toutes les variétés de peur, nous n'envisagerons que celles qui sont susceptibles de prédisposer l'enfant à la neurasthénie et contre lesquelles peuvent être de quelque utilité le raisonnement, l'explication préventive; en un mot, une éducation prophylactique.

Autrement dit, nous ne nous occuperons que de la peur exagérée qui est irraisonnée, irréfléchie et qui surtout n'est pas motivée par un danger réel ou en rapport avec l'effet produit.

Nous envisagerons donc tout d'abord la peur du mystérieux et de l'inconnu.

« La peur de l'obscurité, dit Binet, est la peur type chez l'enfant; d'abord, elle est pour ainsi dire générale et, si j'en crois les documents que j'ai sous les yeux, bien peu d'enfants y échappent. En second lieu, la peur de l'obscurité présente ce caractère de mystère, d'inconnu qui donne au sentiment de la peur son cachet propre. »

Plus loin il ajoute: « L'obscurité en supprimant le contrôle des perceptions visuelles ouvre le champ à l'imagination et on peut alors se figurer une foule de choses terribles sans que les yeux donnent un démenti à ces chimères. » Il continue son explication en citant l'exemple d'une petite fille qui racontait des histoires fantastiques à sa sœur, de préférence le soir, dans l'obscurité, parce qu'elle croyait voir les choses qu'elle racontait.

« L'obscurité dit James Sully, est la situation la plus favorable au jeu d'une vive imagination ; le monde visible, en se dérobant à nos regards, rend, par contraste, le monde intérieur de la fantaisie plus brillant et plus distinct! »

Evidemment, l'imagination est surexcitée par l'obscurité, mais elle l'est plus encore par les contes fantastiques qui contribuent fortement à créer les sentiments de la peur.

« Lorsque son imagination s'est éveillée, dit Thomas, la peur trouve dans les récits dont on le berce un aliment plus fécond encore. Chez les anciens, on effrayait les enfants en les menaçant des furies qui poursuivaient les coupables et du Mercure noir qui volait les bébés méchants ; nous les effrayons aujourd'hui par des contes tout aussi sauvages. Plusieurs d'entre nous se rappellent les histoires de loups-garous et de revenants qu'aimaient à répéter les vieilles femmes de la campagne et avec lesquelles elles nous affolaient. Dans nos villes, ce sont des ogres et des ogresses, le croque-mitaine et le ramoneur qui sont substitués aux loups-garous ! »

« La crainte des revenants est répandue dans les campagnes. Elle rappelle les apparitions terribles des mânes de l'antiquité. L'effroi que cette superstition cause aux enfants, la pusillanimité qu'elle engendre doivent être signalés comme des causes qui ont donné lieu à des accès d'épilepsie et aux chorées. A cet égard l'éducation est souvent coupable. Nous connaissons des personnes qui ne peuvent, grâce à ces terreurs imaginaires, s'habituer à rester dans une profonde obscurité » (Cerise).

Un cadavre dans toute sa nudité et déjà en décomposition, répugne assurément à quiconque est appelé à le voir, mais ce caractère de répugnance ne vient qu'au second plan dans la peur qu'il impose aux enfants. Il les effraye surtout par son côté mystérieux. La mort par elle-même est un mystère insondable, et ce mystère sera d'autant plus frappant et inexplicable pour ceux qui n'en ont jamais cherché les causes naturelles. Il est évident que le médecin, en face de la mort, est en premier lieu, presque instinctivement porté à en rechercher les causes. Il suivra par la pensée son scapel jusque dans l'extrémité des tissus, ira même jusqu'à

se représenter les lésions sous la platine du micros-
cope. Pour lui la mort sera explicable par les causes
morbides qui l'ont déterminée. Elle sera pour lui la
cessation de phénomènes physiologiques, chimiques
dynamiques et autres.

Le cadavre sera pour lui un composé de tissus organiques, de viscères, d'os, de muscles, de vaisseaux, de
nerfs, de fibres, de cellules. Pour le profane et bien
plus encore pour l'enfant, la mort est la cessation
de la vie qui s'agitait, palpitait, se manifestait par les
actes et les paroles de l'individu. C'est l'arrêt subit de
tout mouvement. Il y a quelque chose de grandiose et
de terrifiant dans cette immobilisation des traits qui,
quelques instants auparavant, exprimaient les diverses
émotions, dans cette rapide lividité, cette pâleur
froide, cet œil terne et sans vie.

C'est alors l'horreur du vide et du néant que produit,
à ceux qui le contemplent, un tel spectacle.

L'enfant en est très ébranlé. Il ne comprend pas !
L'instinct de conservation que lui a légué la nature et
qu'il possède encore dans toute sa vigueur, se révolte
devant cette perte de vie qu'il ne s'explique pas et qui
vient lui enlever sa plus grande illusion.

Pour l'homme croyant, la mort est le départ dans
l'autre monde, à la recherche de la justice, vers la
récompense ou vers la punition. C'est alors pour lui la
terreur inspirée par la conception de cette justice stricte
et impitoyable pour des faiblesses humaines. Cette
terreur sera d'autant plus grande, que les conceptions
religieuses sont plus austères, plus mystiques, et
qu'aux dogmes fondés par l'église viennent se mêler

des idées superstitieuses variables à l'infini, suivant la culture intellectuelle de l'individu et le milieu dans lequel il est élevé. Quoi qu'il en soit, les morts inspirent toujours un sentiment de crainte, de terreur, de respect, comme tout ce qui est mystérieux.

Cependant, suivant les religions différentes et les mœurs variables des peuples à travers les âges, les sentiments inspirés par le cadavre se sont modifiés. Les lithuaniens païens imposaient par leurs lois à la veuve de se coucher vivante sur le bûcher à côté de son mari, qui étendait ses droits sur l'affection de son épouse jusqu'après sa vie. C'est bien là le summum du mysticisme, du respect que peut inspirer la mort.

L'humanité à sa naissance fût bercée par les contes fantastiques, les croyances superstitieuses engendrées par le jeu de l'imagination.

Cette faculté était, à cette époque, à son apogée parce qu'elle n'était pas soumise au contrôle de la raison qui ne se développa qu'au fur et mesure de l'évolution de la civilisation. Comme l'enfance de l'humanité, l'enfance de l'individu est aussi l'âge le plus propice au libre cours de l'imagination.

L'évolution de l'esprit de l'individu est en miniature le reflet de l'évolution de la perfectivité intellectuelle des peuples.

Chez l'individu comme dans l'histoire de l'humanité on peut observer les stades successifs de la foi aveugle, du raisonnement, du septicisme.

L'enfant ne croit-il pas aveuglément à toutes les conceptions religieuses, parfois si terrifiantes de l'au-delà, à toutes les histoires fantastiques qu'on peut lui raconter?

N'accepte-t-il pas, comme foncièrement vrais, les contes les plus invraisemblables, puisés dans la superstition des siècles passés?

Son esprit n'est-il pas hanté et surexcité par ces récits de fantômes, de morts qui reviennent et qui se vengent?

Quoi d'étonnant, alors, à ce qu'en face d'un cadavre son émotion soit portée à son comble, qu'il se mette à trembler, que ses yeux se fixent avec épouvante sur lui, et que, son imagination surexcitée aidant, il finisse par le voir grimacer, se lever même, comme le lui ont appris les contes fantastiques dont on lui bourre la mémoire?

Ce spectacle de la mort sera d'autant plus terrifiant que l'enfant sera plus sensible et plus émotif, d'autant plus terrifiant aussi qu'il se présentera à lui dans des circonstances plus tragiques et plus imprévues ; si bien que parfois le souvenir de cette terrible émotion pourra persister durant toute la vie.

Mosso raconte qu'un vieux soldat, auquel il demandait quelle avait été sa plus grande peur, lui répondit : « Une seule, qui me poursuit encore. Je touche à mes soixante-dix ans ; j'ai regardé la mort en face je ne sais combien de fois ; dans aucun danger je n'ai perdu le courage, mais quand je passe devant une petite église à l'ombre d'une forêt ou près d'une chapelle déserte dans les montagnes, je me souviens toujours d'un oratoire abandonné de mon village et je suis effrayé ; je regarde autour comme si je devais découvrir le cadavre d'un homme assassiné que j'ai vu quand j'étais enfant et avec lequel une vieille servante voulait m'enfermer pour m'apaiser. »

Un étudiant ès-lettres nous cite un cas personnel : il a conservé toute sa vie l'impression que lui causa à l'âge de cinq ans la vue d'un de ses oncles morts ; à tel point que jusqu'à l'âge de seize ans, il éprouva de la crainte dans les ténèbres, et que, même maintenant la vue d'un cadavre, le passage la nuit, devant un cimetière ou une morgue, l'impressionnent fortement.

Pour l'enfant prédisposé à la névrose, dont l'imagination est surexcitée en outre par le récit de contes fantastiques et de superstitions, la vue du cadavre est susceptible de produire une indicible terreur, un ébranlement tel du système nerveux qu'elle crée une émotivité durable et persistante. En augmentant le nervosisme de l'enfant, elle peut amener un affaiblissement de sa santé et de son état général. Nombreux sont les exemples où, après avoir contemplé un mort, les enfants deviennent tristes et abandonnent leurs jeux les plus familiers.

L'une des réponses faites aux questionnaires de M. Binet, met bien en évidence l'influence nocive que peut avoir sur le système nerveux de l'enfant le spectacle de la mort :

« Un enfant ayant appris qu'il y avait un pendu dans le bois, près du village, voulut voir ce pendu. Il en fut très effrayé et revint en classe tout tremblant. Pendant le reste de la journée, il demeura sous l'impression de cette frayeur et ne put apporter aucune attention à son travail. Le lendemain il paraissait plus calme, et aucun signe extérieur ne pouvait faire penser que cette frayeur aurait pour lui des suites fâcheuses. Cependant peu de temps après, il tombait tout à coup dans la classe, en poussant des cris, en proie à des convulsions. Au bout de quelques minutes, il revint à lui, mais si tremblant qu'il ne pouvait se tenir sur ses jambes. Un autre jour, il se plaignit subitement de violentes douleurs dans le pouce et dans la main, puis il s'affaissa de nouveau et resta, comme la première fois, quelques minutes à crier et à se rouler. La peur avait causé chez lui un accident nerveux ; jusqu'à cette époque il n'avait jamais éprouvé rien de semblable. « Les parents le soignèrent et depuis (il y a huit ans de cela) il n'a plus aucune crise, il est resté intelligent et jouit d'une excellente santé. » C'est là une issue favorable, mais malheureusement il n'en est pas toujours ainsi.

De semblables émotions éprouvées par des enfants nerveux ou prédisposés héréditairement ne passent pas souvent sans laisser après elles des traces durables, soit sur les fonctions organiques, soit sur les phénomènes psychiques. Bien souvent ces enfants révèlent, par leurs rêves leurs cauchemars, leurs inquiétudes nocturnes, l'impression produite sur leurs cellules cérébrales. Il y en a même qui, dès qu'ils restent dans l'obscurité, s'imaginent voir apparaître devant eux l'image hideuse du mort. Ils voient ses yeux sortir de l'orbite, son squelette horrible exécuter les gestes les plus terrifiants. Épouvantés, ils se mettent à crier et quelquefois s'évanouissent. Souvent les enfants, sujets à cette peur produite par les cadavres, en gardent toute leur vie une crainte exagérée. Nous connaissons une personne intelligente, mais nerveuse qui, restée seule, la nuit, dans une chambre où elle a vu quelqu'un de mort même beaucoup d'années auparavant, est obligée de mettre tout son effort de volonté et de raisonnement pour combattre un sentiment irrésistible de peur. Cette peur ne consiste évidement pas dans la crainte superstitieuse de l'apparition de revenants, mais bien dans la crainte raisonnée d'une hallucination qui pourrait se produire chez elle sous une forte tension nerveuse. Son esprit est, d'ailleurs, hanté avec une opiniâtreté des plus pénibles par le souvenir que lui rappelle cette chambre. Son imagination exaltée lui retrace les moindres détails du triste tableau qu'elle y a contemplé.

Donc mauvaise est l'habitude qu'ont certains parents de mener leurs enfants auprès des défunts. Leur devoir est de leur éviter ce triste spectacle, ou du moins ils doivent surveiller attentivement l'effet qu'il produit sur eux. Ils doivent aussi régler leur imagination, leur expliquer les choses tout naturellement, et surtout éviter d'exciter leur esprit par le récit de contes fantastiques et irréels. C'est là une précaution très importante surtout pour les enfants nerveux qui doivent être placés dans une atmosphère tranquille. On doit écarter d'eux toutes les causes qui peuvent ébranler leur système nerveux, afin que leur évolution intellectuelle se fasse sans chocs ni secousses jusqu'à ce que leur caractère se soit lentement et naturellement affermi. Nous connaissions une petite fille de huit ans, très nerveuse, qui fut menée aux funérailles d'une vieille dame. On ne put, durant une huitaine de jours, dissiper la tristesse et calmer la peur dont elle fut dès lors atteinte, tellement l'impression avait été forte chez elle ; son sommeil était interrompu de cauchemars et de cris. Pendant des journées entières, elle racontait, toute en larmes, ce qu'elle avait vu, en plaignant surtout la pauvre petite fille de la morte. Nous voulons maintenant insister sur la peur produite chez les enfants nerveux par le tonnerre, et les orages en général.

D'après la plupart des auteurs, les neurasthéniques sont tout spécialement prédisposés à cette peur. *Béard* décrit, sous le nom d'astrophobie, une peur extrême produite chez les neurasthéniques par l'approche de l'orage, la vue des éclairs et le tonnerre. M. Bouveret dit que les malaises neurasthéniques sont augmentés par le temps orageux.

« Quelques-uns, dit M. Mathieu, sont des véritables baromètres vivants, les variations de l'état atmosphérique retentissent très vivement sur eux. Ils sont particulièrement sensibles à l'approche de l'orage. »

Il n'y a pas de doute que le tonnerre, par ses brusques craquements, puisse produire chez un enfant prédisposé un saisissement nerveux. Tout bruit inattendu et subit donne naissance à une secousse nerveuse. Mais ce n'est pas à ce point de vue qu'il faut envisager la peur produite chez les enfants par le tonnerre et les orages en général. Ici encore le sentiment de l'inconnu et du mystérieux joue aussi un certain rôle, quoique moins intense que dans la peur de la mort. Dans notre époque de civilisation avancée, l'homme d'une culture intellectuelle même élémentaire sait expliquer et se rendre compte des phénomènes de la nature.

Mais le tonnerre a commencé par être quelque chose

de si mystérieux qu'il inspirait à tous une sainte frayeur. Les anciens éprouvaient une véritable anxiété à l'approche de l'orage, voyant dans les éclairs et le tonnerre la révélation de la colère des dieux.

Il est évident que les progrès de la civilisation ont changé, en même temps que son niveau intellectuel, la nature des émotions et les mœurs de la race humaine, comme ils changent ceux de l'individu. C'est la civilisation qui, dans l'ordre moral, a fait passer l'individu du règne des instincts aveugles de la cruauté, à celui du devoir et des nobles sentiments. C'est encore elle qui, dans l'ordre intellectuel, a fait passer l'homme du règne de la superstition à celui des notions scientifiques.

Peut-être existe-t-il encore des régions éloignées, où l'être humain resté primitif et incapable de comprendre les phénomènes de la nature, les entoure de superstitions bizarres et les considère comme de profonds mystères. En cela, il ressemble à l'enfant qui, ignorant de tout, accepte volontiers, pour les expliquer, les croyances naïves et superstitieuses qui l'effrayent, il est vrai, le terrorisent parfois, mais qui frappent davantage son imagination et qui répondent mieux à la tendance qu'il a de croire à tout ce qui est mystère.

En pleine campagne, et surtout dans les montagnes, tout le monde peut éprouver un sentiment légitime de peur pendant les violents orages.

Qu'y a-t-il de plus grandiose et de plus imposant que ce déchaînement gigantesque des forces de la nature pour ceux qui savent l'envisager de sang-froid et qui ont le courage de l'admirer ; mais qu'y a-t-il de plus angoissant et de plus terrifiant pour ceux qui n'y voient que sujets de crainte et qui, affolés, arrivent à en redouter les plus impossibles conséquences? Ceux-là ont souvent recours à des pratiques religieuses (signes de croix, prières, etc.), lesquelles impressionnent beaucoup les enfants qui, terrifiés, sont depuis lors devenus très nerveux.

Nous avons dit que les auteurs signalent la prédisposition à la crainte des orages chez les neurasthéniques; les enfants nerveux ont peut-être aussi cette tendance, mais il ne faut pas oublier que le sentiment de la peur est surtout exalté chez eux par l'attitude épouvantée de leurs parents et par cette panique générale que peut produire un violent orage. En effet, rien n'est plus contagieux que la peur.

« La peur d'un mal, dit Thomas, suffit souvent à le faire naître; il est clairement prouvé qu'en temps d'épidémie, les peureux sont les premiers atteints; de plus, rien n'est contagieux comme les sentiments qu'elle fait naître : un jour de bataille, la fuite d'un lâche suffit à amener la déroute générale. »

Cette notion de contagion est bien mise en évidence par ce passage emprunté à l'article de M. Binet :

« Dans une école de filles, pendant la classe, la foudre tombe tout près du bâtiment et une pluie furieuse envahit la cour. Instinctivement toutes les élèves se tournent vers la maîtresse et fixent leurs yeux sur les siens, non seulement pour lui demander aide et protection, mais en quelque sorte pour la consulter, et savoir d'elle si on doit s'effrayer ou non. A ce moment, la maîtresse a la conscience nette que l'attitude qu'elle va prendre décidera des sentiments de toutes ses élèves.

Si elle paraît effrayée, il va se produire une panique générale. Si elle réussit, au contraire, à conserver son sang-froid, les enfants reprendront vite confiance et tout rentrera dans le calme. »

Les opérations psychiques se font chez l'enfant plutôt par les états affectifs que par le raisonnement pur. Les excitations directes de ses sens l'impressionnent vivement. Les notions de raisonnement, avant d'aboutir à son jeune cerveau, subissent des diffusions, perdent en route une grande partie de leurs forces. Ce n'est pas le danger lui-même, ni surtout le danger en perspective qui l'épouvante, c'est surtout la manifestation, c'est la démonstration matérielle du danger qui l'effraye, et plus cette démonstration sera bruyante, plus il aura peur.

Que peut-on faire devant cet état de choses? Quel remède peut-on y porter? Nous ne pouvons que répéter ici ce que nous avons dit à propos de la peur des cadavres. Le *fond* de la neurasthénie, c'est l'*émotivité exagérée;* tout ce qui produit une forte émotion prépare le terrain à cette névrose.

« La peur, dit Mathieu, est une cause possible de neurasthénie elle agit à la façon d'une sorte de traumatisme; qui, comme le traumatisme physique, peut donner naissance à la neurasthénie pure ou à la combinaison hystéro-neurasthénique. »

Ce qui s'impose donc, c'est de soustraire les enfants au sentiment de la peur.

Une variété de peur existant chez les adultes aussi bien que chez les enfants, c'est l'appréhension de la maladie. Il y a des sujets dont l'esprit est troublé à l'aspect ou au récit des maladies et continuellement hanté par la crainte de contracter une affection quelconque.

Ceux ci sont, en effet, en état de moindre résistance, et par le fait de la faiblesse de leur organisme qui est la première cause de cette crainte exagérée, et par le fait de cette dernière, qui, à son tour, déprime le moral et le physique. L'indisposition la plus légère est très difficilement supportée : en temps d'épidémie, ce sont eux que le mal frappe d'abord.

M. Bouveret cite des cas de neurasthénies développées à la suite de l'épidémie de choléra survenue en 1884, dans le département de l'Ardèche.

« Dans certaines circonstances, dit-il, forts rares, il est vrai, la frayeur sévit instantanément sur un grand nombre d'individus et provoque ainsi une sorte d'épidémie d'états neurasthéniques aigus, à côté d'une épidémie de maladie infectieuse. »

Une de nos observations se rapporte à ce dernier cas (obs. II).

Cette crainte excessive peut être considérée comme résultant de la transformation — sous une influence quelconque — d'un état vague, anxieux, indéterminé, dont souffrent les adultes et les enfants nerveux, état auquel l'épidémie communique le choc brusque qui déterminera sa direction et augmentera son intensité.

Il est d'une grande importance de faire éviter aux enfants nerveux tout ce qui peut stimuler leur anxiété naturelle, par exemple les récits fréquents de maladies peintes sous des couleurs trop vives ou même l'aspect des malades dans des conditions particulièrement impressionnantes. On doit leur cacher soigneusement toute crise convulsive ainsi que les actes des aliénés.

Les mauvais traitements, auxquels sont soumis les enfants, sont capables de produire le sentiment de la peur.

Cette observation, faite par plusieurs institutrices dans différentes écoles, confirme notre opinion sur la néfaste influence de la sévérité excessive dans l'éducation. Voici un exemple de peur causée par la sévérité, extrait d'une réponse au questionnaire de Binet :

« J'ai un enfant qui est ordinairement frappé dans sa famille ; aucune maîtresse ne peut s'approcher de lui sans qu'il élève aussitôt les bras, comme pour se garantir, instinctivement, par la peur de mauvais traitements. Il y en a d'autres qui, dès qu'on les menace des gendarmes, de la prison, du loup, du croquemitaine, etc, montrent leur frayeur, et même quand on ne fait que prononcer ces mots devant eux, et cela sous forme de simple explication. »

Autre observation qui confirmera cette preuve : « A mon début, à Château-Landon, certains enfants élevaient les mains au-dessus de leur tête lorsque j'arrivais vivement pour voir comment ils faisaient le travail que j'avais donné. »

Ces cas ne sont pas exceptionnels, au contraire, ils se répètent malheureusement très souvent. Ce mouvement, presque réflexe, de défense à l'approche d'un maître ne démontre-t-il pas suffisamment l'influence dépressive sur le système nerveux qu'exerce la rigueur extrême? L'esprit de l'enfant est pénétré de crainte et de frayeur. Il vit constamment sous les menaces et, pour une cause futile, il éprouve le besoin de se défendre. C'est une tension continuelle de la force nerveuse qui ne peut s'exercer qu'au préjudice de la santé de l'enfant.

Que dire de parents qui, non seulement par la violence sous toutes ses formes épuisent l'énergie morale de l'enfant, développant chez lui le sentiment de peur, mais qui le corrigent sous prétexte de vouloir lui faire perdre l'habitude de la peur? Cette manière d'agir ne peut s'expliquer autrement que par la brutalité du caractère ou encore plus par l'ignorance du mal que l'on peut produire.

M. Binet, avait dans ses questionnaires formulé une question spéciale sur l'état de santé des enfants peureux. Voici au hasard quelques-unes des réponses qui lui ont été faites. « Enfants frêles et délicats, enfants nerveux impressionnables, force musculaire au-dessous de la moyenne, anémiques, etc., etc. »

Il est évident que les enfants qui présentent une certaine insuffisance nerveuse, une impressionnabilité exagérée sont plus craintifs que les enfants robustes, mais d'autre part tout ce qui produit la peur chez les enfants cause un choc moral et, par le fait, affaiblit le système nerveux.

M. Lévy dit dans sa thèse : « Chez les sujets craintifs, peureux, en état de moindre résistance, ceux là même qui ont surtout besoin d'apprendre à vouloir, la moindre secousse ébranle profondément le système nerveux; la plus légère indisposition est pénible, traînante, suivie d'un état persistant de langueur et d'atonie de tout l'être. »

« La succession des causes et des effets, dit Mosso, forme souvent un cercle vicieux dont l'homme ne peut sortir par le seul effort de sa volonté. La faiblesse engendre la peur qui, à son tour, engendre la faiblesse. »

CHAPITRE VI

DES DIFFÉRENTS SYSTÈMES D'ÉDUCATION

Education sévère. — Avant d'étudier le rôle considérable joué dans l'éducation par la sévérité, qui devient, *lorsqu'elle est excessive*, une cause prédisposante de neurasthénie, il nous faut établir ce que nous entendons par ce mot.

Nous ne voulons pas blâmer ici un système d'éducation énergique et sage. L'éducation a ses exigences et demande de la fermeté. Mais elle ne doit point exclure la douceur, la bonté, les sentiments bienveillants et affectueux, ni la persuasion, qui peut agir si puissamment sur l'esprit d'un enfant.

Ce que nous appellerons *sévérité*, c'est la sévérité quand elle devient rigoureuse, excessive et injustifiée : remontrances sans raison, réprimandes imméritées, reproches faits hors de propos, punitions très sévères ou injustes infligées aux enfants.

Or, nombreuses sont les familles (plus nombreuses qu'on ne le croit) qui usent de ce système d'éducation trop rigoureux.

Il faut de l'instruction, de la sagesse, la connaissance de la nature des enfants et des lois physiologiques et psychologiques auxquelles ils sont soumis, et avec cela une sorte de tact instinctif et fort délicat pour deviner chez eux les besoins spéciaux de chaque âge.

L'ignorance, l'étourderie, l'irréflexion conduiront à des exigences non motivées, inconséquentes et sans esprit de suite.

Souvent on gronde ou même on frappe l'enfant parce qu'il est maussade, sans comprendre que sa mauvaise humeur dépend peut-être d'une indisposition passagère et qu'il faut le soigner et non le punir.

Que de fois les enfants nerveux ont été réprimandés à cause de leur maladresse, leurs distractions, quand ces défauts n'étaient que des signes précurseurs de la chorée !

Que d'inutiles privations de plaisirs inoffensifs, qui souvent sont indispensables au développement intellectuel et physique de l'enfant !

Il faut souvent faire généreusement le sacrifice de son repos, du calme où l'on aimerait rester, et laisser ces petites créatures si vives, si bruyantes dans leurs jeux, dépenser leur activité naturelle.

Le mode d'éducation adopté par les parents ou par les maîtres dépend, en grande partie, de celui auquel ils ont été soumis eux-mêmes dans leur enfance.

Les parents, les instituteurs qui ont été élevés avec sévérité appliquent souvent le même système d'éducation. C'est un fait connu que les enfants traités avec dureté, gouvernés au moyen de punitions et de châtiments infligent à leurs poupées les mêmes punitions, présage de l'éducation dure et sévère qu'ils donneront plus tard à leurs propres enfants.

Chez les enfants maltraités, la sensibilité se fausse et

s'altère, il se produit une sorte d'endurcissement qui leur fait contracter l'habitude de n'obéir que sous la menace de punitions. Devenus adultes, ils auront la conviction qu'on ne peut élever autrement les enfants. Le régime auquel ils ont été soumis leur a endurci le cœur au point de les rendre indifférents aux souffrances de leurs propres enfants.

Chez d'autres personnes, il est vrai, une éducation rigoureuse développe une sensibilité excessive. Le souvenir des souffrances du temps passé leur est toujours douloureux et elles restent toujours d'une douceur, d'une tolérance extrême ; elles ne peuvent même être témoins des durs châtiments infligés aux enfants par d'autres personnes, sans éprouver des sentiments de révolte et d'indignation.

Briquet dit : « Mais si la vie trop douce conduit à la névrose hystérique, une éducation dirigée d'après les principes contraires n'a pas des effets moins funestes. La manière dont les gens du peuple traitent leurs enfants fournit un exemple frappant de cette assertion...

« L'influence de l'éducation se fait donc ressentir soit en rendant le système nerveux trop impressionnable, soit en multipliant les occasions d'impressions ».

Si la rigueur excessive contribue au développement de l'hystérie et des névroses en général, c'est la neurasthénie qui est le plus fortement influencée par elle. En effet, c'est une névrose dont le caractère essentiel est *la dépression* générale. La dureté dans l'éducation produit chez les enfants des émotions aux effets *déprimants*.

Au point de vue intellectuel, la sévérité inopportune

crée un choc qui détruit le peu d'équilibre que possède l'esprit des enfants frappés d'insuffisance nerveuse.

L'attention étant affaiblie, les associations d'idées s'effectuent avec une certaine difficulté et une certaine lenteur; or, les cris, les réprimandes trop répétées produisent la distraction, la diffusion de la conscience, mettent du désordre dans l'esprit et la synthèse mentale se fait avec beaucoup de difficultés dans ces conditions; comme les oiseaux effarouchés par un coup de feu lointain s'envolent, les idées troublées se dispersent.

L'équilibre psychique ne peut s'établir avec quelque stabilité et, comme il est la condition indispensable de l'harmonie sans laquelle aucun sentiment de bien-être ne peut exister, l'enfant en éprouve de la souffrance.

Les cris, les paroles aigres produisent une dépression des facultés intellectuelles, diminuent l'activité de la cellule cérébrale, ralentissent son fonctionnement, peuvent effectuer, une par action lente et continue, une sorte d'abrutissement mental.

Mais, au début, il y a le plus souvent une sorte d'excitation psychique. L'enfant est à la merci de la lutte douloureuse qui se livre en lui entre les différents états affectifs, tristesse, attendrissement, colère et indignation. Dans ce conflit des émotions, selon la nuance de sentiment qui l'emporte, les idées qui sont sous leur dépendance changent, se suivent, s'associent, s'excluent avec la plus grande rapidité.

Un neurasthénique aboulique atteint d'une myosthénie d'un degré bien prononcé, cloué au lit, ne sachant exécuter les actes automatiques de la marche, retrouve subitement, sous l'influence d'une très forte émotion, malgré l'affaiblissement de sa volonté, toutes ses forces physiques pour exécuter un acte héroïque, alors qu'un sujet normal ne pourrait le faire. « Une excitabilité nerveuse, une émotion violente, l'idée du devoir à accomplir, du danger à éviter, vont décupler pour un instant leurs forces » (Axenfeld).

Ainsi, chez un sujet atteint d'une neurasthénie, les fortes émotions, la colère ou une grande joie produisent au début une exaltation des facultés intellectuelles.

Si les gronderies sévères, les réprimandes se répètent fréquemment, le soir surtout, le cerveau surchauffé de l'enfant nerveux, l'esprit agité par le va-et-vient des idées douloureuses, ne peut se calmer durant de longues heures ; à la fin, épuisé, l'enfant s'endort, mais d'un sommeil inquiet, rempli souvent de rêves tristes, interrompu par des cauchemars.

Le lendemain, quelques moments avant le réveil définitif, dans cet état intermédiaire entre le sommeil et la veille, pendant ce léger assoupissement, cet état de demi-conscience, petit à petit commencent à se dégager les souvenirs de la veille. Ils acquièrent de plus en plus de netteté, mais ils apparaissent tout déformés, sous les images les plus bizarres et les plus fantastiques.

C'est pendant cet instant de transition, entre l'oubli que produit le sommeil et l'état de veille, que l'enfant nerveux ressent une douleur morale exaspérée ; le réveil s'accompagne alors souvent d'une secousse électrique et d'une forte anxiété.

Non seulement la grande sévérité augmente l'*excitabilité* et l'*émotivité*, mais elle contribue à l'indécision du caractère et *affaiblit la volonté*. Cérise dit : « Lorsque les menaces et la sévérité dont on les accable trop souvent sont plutôt des actes de brusquerie, d'impatience et de colère que le témoignage d'une désapprobation réfléchie, il en résulte pour ces enfants inexpérimentés une habitude d'hésitation, d'incertitude, qui nuit à la fois au développement de leur intelligence et à l'énergie de leur volonté. »

Les enfants prédisposés à la neurasthénie ont une propension à la tristesse, et des moments de dépression morale sans aucun motif visible. Ils ont besoin d'encouragement, de paroles douces, de caresses : un simple sourire suffit à les rendre heureux ; mais les paroles aigres éveillent en eux les émotions les plus violentes ; la moindre remarque qui passerait inaperçue pour un enfant de santé vigoureuse, produit chez eux une souffrance exagérée, une sorte d'hyperesthésie morale ; un regard sévère, un malaise indescriptible.

Même des manifestations de colère qui ne leur sont pas adressées les rendent anxieux. Ils sont sensibles aux peines des autres et, de plus, les paroles bruyantes, les mouvements désordonnés produisent chez eux un choc nerveux pénible. Bientôt leur anxiété devient permanente, leur état de *dépression* devient *chronique*.

Sous l'influence des injustices, le caractère s'aigrit ; ces enfants n'ont plus d'amitié pour les personnes de leur entourage, auteurs de leurs souffrances. N'osant ouvrir leur petit cœur à personne, ils sont forcés de chercher tout seuls les solutions des questions que se pose leur jeune esprit, ils se demandent sans pouvoir y répondre ce qui leur attire ces punitions répétées, ils y repensent sans cesse et se livrent à une véritable *rumination mentale*.

Celle-ci, on sait, est un des symptômes de la neurasthénie. Au début, sans doute, ils mettront ces punitions sur le compte de la méchanceté de leurs éducateurs mais, à force de les subir, ils finiront par croire qu'ils les méritent car, à la longue, ne pouvant plus discerner entre les effets et les causes, ils ne sauront plus reconnaître leurs qualités ou défauts. On sait que lorsqu'on accuse trop souvent un enfant d'être capricieux, entêté, on finit par le lui faire croire et il le devient. C'est une sorte de suggestion qu'on a exercée sur lui.

D'autres se donnent au début la plus grande peine pour prévenir par leur gentillesse les gronderies et les sévérités, mais, n'y réussissant pas, ils se découragent, deviennent craintifs, anxieux, gauches, maladroits, timides.

C'est peut-être dans ce système de sévérité excessive qu'il faut chercher l'explication d'un certain genre de scepticisme, c'est-à-dire du scepticisme exagéré qui n'est que l'effet de la souffrance.

On dit souvent que ceux qui ont été malheureux pendant l'enfance le seront probablement toute leur vie ; et l'observation prouve en effet la réalité de cette affirmation.

La direction que prend une vie ne dépend pas uniquement du hasard, sans doute il y joue un certain rôle, mais la vie n'est qu'un enchaînement, une suite de causes à effets. Elle n'est composée que de l'activité et des conséquences de cette activité. Comme le dit cet aphorisme populaire : « l'on récolte ce que l'on a semé »; mais on ne peut semer que la semence que l'on possède et on ne peut agir que suivant les qualités dont la nature vous a doté et que l'éducation a renforcées ou neutralisées.

Ainsi l'éducation devient le premier facteur, et le plus important, du bonheur ou du malheur des individus. C'est elle qui donne la première impulsion, qui imprime la direction de l'activité, c'est elle encore qui prédispose au crime ou à la probité, à la santé ou à la maladie. « La vie est une, le berceau se lie à la tombe. Une santé caduque, l'existence pénible, une mort hâtive dépendent souvent d'une enfance mal dirigée. » (Réveillé-Parise.)

Rien de si impressionnable que l'esprit de l'enfant et rien de si durable que l'habitude contractée dans l'enfance.

L'enfant apprend à peser ses actes et ses paroles, à réprimer les explosions de ses gaietés, à cacher ses désirs et ses tristesses, il s'habitue à regarder les personnes qui l'entourent comme ses ennemis et s'en tient toujours un peu à la première connaissance du cœur humain qu'il a faite sur le seuil de la vie et, après avoir quitté le foyer familial, il abordera tout le monde avec crainte ou *timidité*; jeune lycéen, il pourra avoir pour son maître du respect et de l'affection; mais plus il sera animé de ces sentiments affectueux, plus il sera timide et gauche.

On ne sait jamais ce qui se cache sous ce front attristé, ni ce que veulent dire les mots timidement balbutiés, les yeux toujours tristes, la figure pâle et maussade de ces enfants malingres. Les enfants tristes et timides sont peu aimés et forts méconnus. On les croit peu intelligents et de mauvais caractère et, pourtant, certains d'entre eux ont une intelligence supérieure et de très nobles sentiments.

Méconnu par son maître, l'enfant sera méconnu par ses camarades, et cela suffira pour lui faire perdre toute confiance en soi-même et aux autres. La confiance est un trésor qui, perdu, se retrouve difficilement. Confiance en soi-même, c'est la condition première, le moyen le plus sûr de réussir dans la vie ; la confiance aux autres c'est le principal moyen de maintenir l'harmonie dans ses relations avec eux, d'éveiller chez eux des sentiments de sympathie et d'amitié.

Grondés, frappés, maltraités, dans l'enfance, dans l'adolescence, ils seront incompris, aimants mais non aimés, tendres et sensibles, mais méconnus, ils arriveront à l'âge où l'activité commence, affaiblis, épuisés, avant d'avoir agi, découragés, anxieux, sceptiques, aigris avant de connaître la vie, tristes, vieillis sans avoir jamais savouré les joies de la jeunesse, et le reste de la vie sera pour eux une longue suite de déceptions. Tel est le plus souvent le sort des enfants élevés avec une rigueur excessive.

Nous avons signalé que M. Tournier fait relever la neurasthénie d'une atteinte à la vie sociale de l'individu.

La rigueur excessive, neutralisant les facultés positives et stimulant celles qui sont nuisibles à l'activité systématique et suivie, désarme les individus, alors que la lutte pour l'existence devient de plus en plus dure.

Parmi toutes les influences nocives de l'éducation que

nous avons passées en revue, au cours de notre travail et qui doivent retentir sur la santé des enfants et contribuer en particulier au développement de la neurasthénie, il nous semble que la sévérité occupe un des premiers rangs.

Il faudrait une ignorance absolue des faits de la vie pour nier la fréquence de ces éducations sévères, beaucoup de mauvaise volonté pour méconnaître les effets néfastes qu'elle produit.

L'action funeste de la rigueur a été d'ailleurs relevée par la plupart des aliénistes et des philosophes, dit Esquirol : « Nous croyons aussi avec Pinel, qu'une sévérité outrée, que les reproches pour les plus légères fautes, que les duretés exercées avec emportement, que les menaces, les coups, exaspèrent les enfants, irritent la jeunesse ; détruisent l'influence des parents, produisent des penchants pervers et même la folie, surtout si cette dureté est l'effet des caprices et de l'immoralité des pères. »

C'est un fait relevé et *souligné* avec insistance par tous les auteurs que la *neurasthénie* a pour cause essentielle, les chagrins, les soucis, les souffrances, en un mot tout ce qui produit les *émotions tristes ;* mais il est encore plus facile de comprendre que les coups, les gronderies, les réprimandes constituent une suite ininterrompue de souffrances morales, à l'époque où le caractère n'est pas affermi et où le système nerveux n'a pas encore atteint son développement, produisent de la *dépression*, désorganisent l'être normal et psychique et, s'ils ne créent la névrose, à coup sûr lui préparent le terrain.

Il faut encore relever ce fait que le régime sévère est souvent appliqué aux enfants faibles, émotifs, nerveux, aussi bien qu'aux enfants robustes. Ce qui cause un chagrin à un enfant ou un adulte en état de santé parfaite, produit une émotion double chez les sujets d'une émotivité excessive.

« Celui qui vit d'émotions, et d'émotions fortes, aura plus de chance d'avoir, à la fin, des souffrances que des plaisirs. Comme les sensations les plus vives sont celles qui s'associent le plus aisément entre elles, il en résulte que les souvenirs douloureux sont, toutes choses égales, plus faciles à réveiller et plus intenses que les souvenirs agréables. Un homme en pleine possession de ses forces aura assez d'énergie pour faire affluer les courants nerveux dans des directions agréables et pour réagir contre tout ce qui le détournerait de cette voie, mais pour peu qu'il y ait de dépression du système nerveux, cette dépression même étant déjà accompagnée d'un vague sentiment de malaise, ce seront les idées de mêmes nuances qui tendront à s'éveiller, c'est-à-dire les idées grises ou noires » (Fouillée).

Il faut de fortes impulsions, de gros ennuis pour troubler la quiétude et l'indifférence d'un homme vigoureux; il suffit souvent d'une cause futile pour ébranler tout le système nerveux, pour bouleverser tout l'être moral d'un émotif.

La vie fournit aux nerveux des occasions continuelles de tristesse, d'émotion violente. Un regret vif, un reproche, l'indignation à propos d'un acte blâmable commis par une personne, même indifférente, sont des causes suffisantes pour troubler un émotif, pour l'attrister profondément, alors que ces conditions sont à peine aptes à éveiller l'attention des individus peu impressionnables. L'amour-propre de l'impressionnable est facilement froissé, il éprouve du bonheur ou se désespère pour une inflexion de voix, pour un geste inaperçu par d'autres. Il est touché par la moindre marque d'attention, mais aussi blessé jusqu'au profond de son âme par une parole insigniliante.

Il saisit avec promptitude sur le visage des personnes de son entourage les moindres nuances d'approbation, il s'imagine avoir inspiré des sentiments malveillants, devient ombrageux et tombe facilement dans le découragement et l'amertume. L'excès de l'impressionnabilité expose continuellement l'homme nerveux aux plus vives souffrances et il se rend malheureux pour des motifs sans valeur. Il supporte aussi difficilement une contrariété qu'un malheur. Il a une tendance à généraliser toutes choses et tout lui cause des soucis. Il est continuellement à la merci de ses nerfs et il devient ridicule, avec ses émotions sans motif et bizarres, aux yeux des personnes bien portantes qui ne peuvent les comprendre.

D'ailleurs les émotifs eux-mêmes savent que leurs souffrances disproportionnées éveillent les plaisanteries ou la commisération. La plaisanterie leur est douloureuse, mais la pitié les offense et ils cherchent à cacher soigneusement l'état de leur âme. Ils désapprouvent eux-mêmes leurs émotions, ils les condamnent, mais ils ne peuvent leur commander et les réprimer ; leur volonté défaillante n'a pas de prise sur leurs sensations.

A la guérison définitive de la névrose ou dans la période d'amélioration passagère, quand la résistance du système nerveux augmente et que la sensibilité diminue, ils s'étonnent eux-mêmes de cette disproportion de cause à effet et ne s'en rappellent pas même bien toutes les nuances. Qu'y a-t-il d'étonnant que les parents bien portants ne comprennent pas leurs enfants nerveux et les fassent souffrir.

Il nous semble que la plupart des souffrances de l'humanité sont dûes à ce que les hommes ne se comprennent pas, ne se représentent pas l'état psychique de celui qu'ils oppriment.

Ainsi le nerveux n'est pas compris parce qu'il sent, en tant que nerveux, tout autrement que les autres, et l'enfant n'est pas compris parce qu'en sa qualité d'enfant il sent autrement que les adultes.

L'enfant, ayant l'esprit vierge de toute impression un peu forte, est sensible à toutes les excitations venant du dehors; la vie passe sur lui avec son tourbillon d'émotions. Les impressions fortes effacent les plus faibles, et elles sont à leur tour effacées par les plus fortes; à la longue, il se produit une anesthésie relative et l'oubli du passé. Devenus adultes, nous ne nous rappelons plus les souffrances, souvent très vives, que nous avons éprouvées comme enfant, et nous ne songeons pas à les éviter à d'autres.

A ce propos, citons l'opinion de M. Compayré, empruntée à son livre *Évolution intellectuelle et morale de l'enfant.* « C'est que les douleurs puériles, que notre indifférence dédaigne trop souvent, peuvent atteindre un degré de force inouïe. Nous ne savons pas comprendre

les enfants ; nous jugeons d'eux d'après nous-mêmes.
« Nous ne nous rendons pas compte que des causes
futiles peuvent développer, dans ces cœurs naïfs, des
émotions violentes qui égalent nos plus grandes douleurs. Ce qui est une égratignure pour l'homme fait,
devient une profonde blessure pour l'enfant. Nous ne
nous imaginons pas tout ce qu'il peut y avoir de colère
ou de frayeur dans les pleurs d'un enfant, tout ce que
son attitude recèle parfois d'angoisse et de désespoir.
Il en est de l'âme comme de l'esprit d'un homme
endormi, où les plus petites sensations se transforment
et acquièrent d'énormes proportions. Des gronderies
trop dures pour une faute légère, une déception subite
pour un plaisir promis ou pour une récompense atten-
due, des impressions trop vives devant un spectacle
qui nous laisserait froids, la cause la plus frivole enfin
peut troubler assez profondément l'enfant pour le déterminer à cette résolution extrême du suicide qui
contient toujours quelque chose de morbide. »

Éducation ferme. — Nous avons vu les dangers
d'une rigueur excessive, nous parlerons de ceux qui
résultent d'une éducation trop molle. Voyons quels
sont les avantages d'une éducation ferme, c'est la seule
qui soit raisonnable et intelligente, la seule qui puisse
atteindre le vrai but de toute éducation : stimuler les
qualités psycho-morales, élever un être à *volonté ferme*,
conscient de ses devoirs et apte à les remplir. L'éducation ferme, c'est l'éducation toujours égale, toujours
uniforme sans secousse, sans contraste choquant de
faiblesse impardonnable et de dureté excessive, c'est

l'éducation méthodique et raisonnée. Elle suppose beaucoup de volonté de la part de l'éducateur, elle n'exclut pas les sentiments ni les caresses, elle est basée sur la bonté, l'amour ; elle exige beaucoup de tact et de réflexion, elle consiste à donner les ordres que l'enfant peut exécuter, à ne jamais commander à la légère sans avoir pesé ce que l'on ordonne.

La fermeté dans la conduite envers les enfants développe chez eux la force de caractère, *la volonté*.

M. Déjerine dit dans sa thèse d'agrégation : « Le résultat de l'éducation consiste donc à donner à l'homme un moi fort, énergique, basé sur les idées que l'on s'efforce de lui inculquer, des idées qui seront le point de départ de son développement intellectuel et moral et la base de conduite de sa vie ultérieure. « Le fait principal en même temps qu'initial des maladies mentales est un affaiblissement plus ou moins marqué du *moi*. »

C'est la fermeté seule qui aide la synthèse mentale et morale à se faire, c'est elle qui affermit le caractère, produit l'unification de la personnalité, fait apprendre l'ordre et la méthode, conditions indispensables du jugement sain. Fermeté du caractère, énergie, force de volonté, calme d'esprit, c'est en somme l'harmonie morale et intellectuelle, c'est l'harmonie générale qui engendre la sympathie autour d'elle.

Le moral, fortement organisé, ne se soumettra pas facilement à l'envahissement définitif des névroses. Elles fuient les caractères forts, elles fuient les enfants des parents qui possèdent eux-mêmes beaucoup de volonté, qui, sans pécher par trop d'indulgence ni par trop de sévérité, savent élever leurs enfants avec fermeté et raison. La névrose n'est que la désorganisation de la personnalité psychique et morale.

Nous avons dit que la fermeté dans l'éducation exige beaucoup de force de volonté, un grand dévouement et une grande affection. Quel effort ne faut-il pas faire parfois pour se défendre contre une indulgence trop complaisante, à laquelle ces petits diplomates savent parfois nous amener avec une finesse surprenante? Fléchir, quand il faut réagir, c'est céder à son égoïsme, au désir de s'éviter de la peine. Sourire et admirer les petites niaiseries de l'enfant, c'est subir l'influence du moment. Frapper l'enfant dans un moment d'énervement, c'est céder à ses émotions qu'il faut savoir subordonner à la raison.

Facilement on verse dans un extrême : trop de sévérité ou trop de douceur. Nulle part autant que dans l'éducation, surtout l'éducation des enfants nerveux, le précepte *ni trop, ni trop peu*, ne doit trouver son application. Mais rien de si difficile que de l'observer. Pour tenir ce juste milieu, le meilleur moyen est, nous semble-t-il, de suivre les conseils de Spencer. Il faut adopter cette méthode de « réactions naturelles », à laquelle il attache tant d'importance ; de même, nous avons confiance en son efficacité pour la *prophylaxie des névroses*.

Ce que propose Spencer, c'est de remplacer la pénalité artificielle, qui est d'usage dans le système habituel de l'éducation, par des peines naturelles, qui sont des conséquences inévitables des actes. Ce sont des réactions des actions de l'enfant et ces peines sont toujours proportionnées aux fautes.

Les réactions naturelles qui suivent les fautes de l'enfant étant constantes et directes, d'une persistance infaillible, d'une discipline impitoyable, apprennent bien vite à l'enfant à être attentif à ces lois et à ne pas les transgresser.

Spencer expose sa méthode avec netteté et cite à l'appui de nombreux exemples. Nous en reproduirons quelques-uns, qui ont un intérêt plus particulier pour nous. Le premier avantage, c'est d'éviter à l'enfant ce sentiment d'amertume qu'il éprouve quand le châtiment infligé par des parents vient le frapper. L'irritation de l'enfant contre une sorte de « redresseur de torts » impersonnel n'est que faible et passagère. En tout cas, il ne se produit pas ici de conflit entre parents et enfants, conflit dont les conséquences peuvent être si graves et retentir si profondément dans l'âme de l'enfant.

La colère des uns, la souffrance et la tristesse des autres amènent un refroidissement mutuel, un relâchement des liens de sympathie. Dans la discipline par les réactions naturelles, l'enfant n'encourt rien de plus que les conséquences pénibles de ses fautes ; il doit reconnaître la justice de la pénalité, son caractère n'est pas aigri. D'autre part, les parents, ne punissant pas l'enfant, conservent aussi un calme relatif.

« L'aigreur, le ressentiment mutuel étant ainsi prévenus, des rapports plus doux, plus féconds par là même en bonne influence s'établissent entre parents et l'enfants. » Reconnaissant la justesse de cette remarque et la réalité des avantages indiqués, nous admettons la supériorité de ce système d'éducation, surtout pour les enfants prédisposés à la neurasthénie. Car, il permet d'éviter toutes les conséquences fâcheuses produites par la sévérité sur le système nerveux.

Passons aux autres avantages de la discipline par la réaction naturelle. Ils nous paraissent avoir leur importance. Spencer cite l'exemple d'une petite fille qui, d'un caractère ardent, se laissant aisément absorber par l'occupation du moment, était toujours en retard quand les autres enfants étaient prêtes à sortir, ce qui provoquait des gronderies perpétuelles, et cela sans résultat. Spencer, dans ce cas, croit à l'efficacité de la privation du plaisir de la promenade comme conséquence naturelle de l'inexactitude de l'enfant.

« C'est le train qui est parti ; c'est le paquebot qui a levé l'ancre ; et l'on peut voir par des exemples journaliers que c'est la perspective d'une privation qui empêche les gens d'arriver trop tard. »

Négligence, *retard* en tout et partout, quel neurasthénique est exempt de ces défauts ? Le phénomène du retard perpétuel dans toutes les actions du neurasthénique est de nature très complexe. En premier lieu, les causes en diffèrent suivant les degrés de l'affection, suivant sa modalité (neurasthénie héréditaire ou acquise). Mais sans insister sur ces différences, essayons d'analyser en général ce phénomène. Les symptômes physiques habituels à la neurasthénie entrent pour une part dans ses causes : « Ce sont l'asthénie neuro-musculaire, le sentiment de fatigue, sensation de lourdeur et de vide de tête accompagné de vertiges, enfin, l'insomnie avec toutes ses conséquences. »

Mais beaucoup plus importants sont les symptômes psychiques réels ou imaginaires. Le premier rang revient à l'affaiblissement de la volonté, l'hésitation, mais aussi l'anxiété, l'asthénie psychique générale, la lenteur dans les associations mentales, l'apathie, le découragement ; en un mot, ralentissement notable de l'activité de l'individu.

Le train sera parti, le paquebot aura levé l'ancre, les meilleures places au théâtre de la vie sociale seront distribuées avant que le neurasthénique arrive. Il constate le fait, il en souffre, mais il ne peut pas s'expliquer les causes de ce retard. Pour un neurasthénique, il n'y a rien de si pénible que les pourquoi pressants qu'il faut se poser intérieurement et auxquels il faut donner une réponse nette et énergique. Car la caractéristique de son état, c'est le vague dans toutes les explications de ses symptômes physiques, et des phénomènes psychiques. S'il est poussé à l'extrême et obligé de donner une réponse nette, il ressent un malaise, presque une anxiété. Qu'on ne nous fasse pas l'objection que personne n'a, autant que le neurasthénique, la tendance à analyser son état mental ainsi que ses sensations internes. C'est un fait connu que le neurasthénique a un esprit analytique et que, chez lui, le besoin de l'analyse est poussé à l'extrême.

Il y a chez lui abondance d'idées, mais on dirait que les images qui lui servent dans ses opérations psychiques ont un contour effacé. Aussi produisent-t-elles un ensemble vague. Dans cette confusion, la dépression cérébrale a sa part ainsi que la volonté affaiblie, et dans les associations d'idées la prédominance des états affectifs. La construction mentale commence, mais l'effort volontaire n'est pas suffisant pour la mener à bonne fin. De là, le vague de tous les raisonnements du neurasthénique. Il ne peut pas donner d'explication nette de son retard comme, d'ailleurs, de beaucoup d'autres phénomènes de sa *psychicité* morbide.

Mais un abattement général, une anihilation du contrôle cérébral, une prédominance de l'automatisme, presque un dédoublement de la personnalité font naître une certaine insouciance des devoirs. Chez le neurasthénique héréditaire, chez lequel l'état dépressif n'est pas continuel (car il alterne avec excitation men - tale), c'est la préoccupation du moment qui absorbe toute son attention.

Il paraîtrait au premier abord que rien n'est plus simple que de guérir cette maladie et qu'avec la santé reviendront la vigueur et l'activité. Il en n'est pas toujours ainsi.

L'habitude prise de la lenteur, de la négligence, de l'hésitation, devient une seconde nature et l'individu, même après la guérison, ne peut s'affranchir de cette habitude, contractée pendant la maladie. D'autre part, la forte organisation des facultés mentales pendant l'enfance empêchera, du moins en partie, leur désorganisation pendant la névrose.

C'est ici que nous dirons avec Spencer qu'il existe une analogie entre la discipline pour les hommes et la discipline de la nature, à l'égard du jeune enfant. Mieux il apprendra, par sa propre expérience, à respecter cette loi (de la nature), sachant qu'en la transgressant il n'en éprouvera que de la peine, mieux il saura, devenu homme, se soumettre à la discipline sociale : « l'enfant brûlé craint le feu ». L'enfant apprend, par la réaction naturelle, à diriger ses mouvements et à les diriger avec précaution, il apprend que toute action est suivie de peine ou de plaisir.

C'est dans ces conditions que la *volonté* se forme, que la personnalité s'organise. Il acquiert la force de gouverner ses désirs.

Le système de la discipline, par réaction naturelle, est en somme la préparation à la vie, c'est un apprentissage commencé dès l'enfance. Ce qui est acquis ainsi se perd difficilement.

Plus loin, Spencer ajoute : « Un enfant qui voit que le *désordre* entraîne la peine de remettre les choses *en ordre*, que la lenteur fait perdre un plaisir ou que le défaut des soins expose à manquer d'un objet utile et agréable, non seulement en sent vivement les effets, mais encore comprend l'idée du rapport de causes à effet et cela suivant la manière dont il en fera plus tard l'expérience dans la vie. »

Le manque d'ordre est encore un des défauts caractéristiques des neurasthéniques. Le devoir s'impose d'inculquer de bonne heure aux enfants nerveux des habitudes d'ordre et de leur en faire comprendre la nécessité pour toute les actions de la vie.

Education sans fermeté. — Après avoir parlé du retentissement funeste dans tout le système nerveux d'une éducation trop rigoureuse et de l'utilité d'une éducation méthodique et raisonnable, ce serait laisser une lacune, dans notre étude que de ne rien dire de l'éducation molle.

On a discuté sur les effets néfastes de l'un et de l'autre abus, dans l'éducation des enfants. Il y en a qui prétendent que mieux vaut un peu de faiblesse que trop de rigueur.

En réalité, les deux systèmes sont également condamnables et conduisent, par des chemins différents, à des résultats également fâcheux. C'est faire l'aveu de son impuissance en matière d'éducation que de chercher quel minime avantage l'une de ces deux méthodes peut avoir sur l'autre.

Pour savoir quelle est exactement leur influence sur les individus, il faut tenir toujours compte, non seulement des influences qui agissent, mais aussi du terrain influencé et de la réaction par laquelle il répond à la force envahissante. Il faut connaître la résistance du système nerveux, les prédispositions héréditaires, les tendances de l'individu, ce qu'il est en somme impossible de faire *a priori*, il faut donc renoncer à toute comparaison.

L'une et l'autre méthode est capable de produire depuis une légère insuffisance nerveuse jusqu'à l'aliénation mentale.

Beaucoup de cas de rigueur excessive n'ont pour origine que le manque de fermeté au début qui, en laissant se développer les défauts chez l'enfant pousse ensuite les parents à une rigueur excessive. Si depuis leur première jeunesse on apprend aux enfants à obéir, si l'on prévient avec soin le premier caprice, sans aucune sévérité, mais par la fermeté et l'esprit de suite, on évite pour l'avenir beaucoup de corrections inutiles. La première désobéissance annonce toute une série de révoltes. Donc, le manque de fermeté donne naissance au régime sévère et elle nous intéresse en premier lieu au point de vue du développement des névroses en tant que présage de la sévérité elle-même, dont nous avons signalé les effets néfastes.

L'indécision dénote du manque de caractère, de la faiblesse de volonté chez celui qui dirige, et elle fait naître le même défaut chez l'enfant.

Si l'on ne sait pas gouverner l'enfant, guider pour ainsi dire ses premiers pas dans ce monde de devoirs enfantins qui sont le prélude des devoirs sociaux, comment espérer qu'il saura se gouverner lui-même quand il sera abandonné à ses ores forces ? N'ayant pas appris à obéir aux autres l'enfance, il ne saura obéir dans l'adolescence à sa raison. L'hésitation dans la conduite des parents envers leurs enfants engendre chez ces derniers l'hésitation dans l'exécution de leurs ordres, et l'habitude prise de cette indécision deviendra le fait dominant du caratère et se trahira dans toutes les actions futures de l'homme.

Elle est la cause première de toutes les défaites dans la vie. elle devient, par le fait, la raison de se défier de ses propres forces. Elle est toujours la caractéristique des neurasthéniques.

En résumé le but de l'éducation consiste à faire de l'enfant, un homme de devoir, à le préparer à la vie qui, il s'en faut de beaucoup, ne sera pas remplie de félicités, de bonheur, et qui ne réalisera pas tous ses désirs.

La vie est une lutte pour l'existence, lutte dure, remplie de déceptions, de chagrins, de revers. Ceux qui ont été dans l'enfance, trop habitués à ce que leurs vœux à peine formés fussent réalisés, tous les obstacles aplanis, les moindres contrariétés écartées, souffriront plus tard de la plus légère égratignure qui deviendra une blessure insupportable.

« Tout ce qui détruit en nous l'énergie, la spontanéité, l'élan, doit être impitoyablement combattu. Il faudrait donc à nos enfants moins de tendresse intempestive et plus d'exercices physiques, plus d'initiative, plus de responsabilité, afin qu'ils s'habituent de bonne heure à supporter les conséquences de leurs actes, et à souffrir sans se plaindre. Les « écorchés sensitifs » dont nous parle de Goncourt seraient assurément plus rares, s'il y avait eu moins d'enfants gâtés » (Thomas).

« Il est aussi mauvais pour l'esprit d'être ramolli et attendri, que pour le corps qu'on veut protéger des intempéries d'un climat » (Herbart).

L'éducation trop molle, l'indulgence sans borne, la faiblesse de la part des éducateurs qui cèdent à tous les caprices des enfants contribuent chez ceux-ci à l'affaiblissement de la volonté, à l'exagération de la susceptibilité, à l'exaspération de l'émotivité, symptômes essentiels de la neurasthénie.

CHAPITRE VII

ATTENTION

L'attention est la faculté maîtresse de l'esprit humain. Cet état particulier de concentration psychique, ce mode spécial de la conscience concourt plus que tout autre au développement de l'intelligence ; l'exercice de l'attention contribue à la culture de la volonté.

Selon la définition de M. Ribot, l'attention est un monoidéisme intellectuel avec adaptation spontanée ou artificielle de l'individu.

En temps ordinaire, les états de conscience se succèdent, empiètent les uns sur les autres.

Les événements intérieurs forment les associations les plus différentes ; les idées évoquent d'autres idées en vertu d'une ressemblance ou en vertu des lois de contraste, de contiguïté, etc... Les idées remplacent les sentiments ; à leur tour, elles sont remplacées par des images ; ces divers états de conscience forment une chaîne qui n'est pas nouée solidement, elle se défait et refait continuellement. Ce mécanisme de la vie mentale de l'individu constitue le polyidéisme.

A travers ce défilé, ce va-et-vient des représentations, on perçoit en soi-même avec plus ou moins de clarté, une activité intérieure. Elle se révèle, par ce fait que la conscience est tournée à un plus haut degré vers un certain groupe d'idées que vers d'autres.

Cette concentration à la conscience peut avoir pour résultat de former des associations d'idées plus ou moins systématiques dont les limites sont très restreintes.

Une idée dominante éveille et attire les images et les idées qui ont avec elle un rapport étroit de similitude. C'est un monoidéisme relatif, car il se produit un arrêt momentané dans la succession des divers états de conscience au profit non pas d'un seul, mais plutôt d'un groupe déterminé.

Pendant tout ce temps on éprouve le sentiment très net de tension et d'effort. Fechner constate que dans l'état de réflexion, lorsque l'attention est appliquée à des événements intérieurs, on sent une tension dans la tête. Quand l'attention se porte vers des impressions sensorielles externes, ce qui constitue l'attention proprement dite, on sent une tension dans les organes sensoriels correspondants, ce qui prouve qu'il se produit un état de concentration par arrêt des mouvements. « Dans l'attention spontanée, dit M. Ribot, le corps entier converge vers son objet, les yeux, les oreilles, quelquefois les bras, tous les mouvements s'arrêtent. La personnalité est prise, c'est-à-dire que toutes les tendances de l'individu, toute son énergie disponible visent un même point. L'adaptation physique et extérieure est le signe de l'adaptation psychique et intérieure. La convergence, c'est la réduction à l'unité se substituant à la diffusion des mouvements et des attitudes qui caractérisent l'état normal. »

Ainsi, M. Perez, dans son *Étude sur l'attention de s*

enfants cite des exemples d'adaptation de leurs attitudes dans l'attention spontanée.

« Voyez-le, (l'enfant) jambes écartées et jarrets tendus, observer les mouvements ténus d'une araignée encotonnant sa proie ou agençant les fils légers de sa toile; ou, la tête redressée, la bouche entr'ouverte, le tronc penché et les jambes pliées, admirer la lente ascension d'un cerf-volant dans les airs. »

Selon M. Ribot, il y a deux formes d'attention : l'une spontanée, naturelle, l'autre volontaire, artificielle.

L'attention spontanée, c'est la forme primitive; elle seule existe chez les animaux et les enfants avant que l'influence de l'éducation soit intervenue : elle est mise en jeu par les états affectifs ; elle se fait sans effort, tout naturellement provoquée par un événement intéressant, par quelque sujet de contentement ou de tristesse, par un désir, par tout ce qui le touche, le rend heureux ou l'attriste. Cette attention dure autant que ces divers états émotifs.

Par conséquent, les circonstances qui éveillent l'attention spontanée ne se ressemblent pas d'un individu à l'autre. Ce qui met en branle l'attention spontanée révèle souvent l'empreinte laissée sur le cerveau par l'hérédité, l'éducation, ou les influences du milieu social.

L'attention volontaire, qu'on pourrait appeler attention *réfléchie*, dérive de l'attention spontanée sous l'influence de l'éducation, c'est une forme active, supérieure à l'autre. Dans l'attention spontanée, c'est l'objet concret ou abstrait qui s'impose par la force de l'intérêt qu'il éveille.

Dans l'attention volontaire, c'est le sujet qui prête attention, souvent à contre cœur. Souvent cette attention ne dure que par l'effet du raisonnement, et en se représentant la réalisation du but choisi. L'attention volontaire, elle aussi, a pour cause des sentiments ; seulement ils sont de nature plus complexe que ceux de l'attention spontanée.

L'attention est, à juste raison, classée dans la terminologie psychologique parmi les facultés supérieures constituant le contrôle cérébral. Dirigée vers un but, elle produit la méthode, elle est donc une puissance naturelle de l'intelligence. L'attention est la condition essentielle de toutes les opérations mentales.

Mais tout travail manuel exige une certaine activité intellectuelle à moins que, sous l'influence de l'habitude ou de l'éducation il soit devenu un acte moteur automatique ; par conséquent l'attention y joue toujours un rôle, plus ou moins important suivant les cas.

Elle est une des premières conditions du progrès de l'individu : c'est elle qui prépare les voies à l'activité réfléchie et à la raison. A l'état d'harmonie et d'équilibre, elle joue un rôle des plus nobles dans la vie humaine ; déviée du type normal, elle donne naissance aux phénomènes morbides. Le trouble de l'attention est un des éléments importants de la pathogénie des idées fixes. En ceci, nous nous en rapporterons à l'opinion des auteurs qui se sont occupé de cette question.

Selon Bucola : « L'idée fixe est l'attention à son plus haut degré, le terme extrême de la faculté d'inhibition ».

L'état hypocondriaque, qui peut être un des symptômes de la neurasthénie, n'est qu'une application
opiniâtre de l'attention toujours dans la même direction,
une concentration de la conscience vers le même point,
une véritable auto-observation. Cette préoccupation
morbide, ce tâtonnement perpétuel, cette analyse
insolite de tous les phénomènes organiques n'est
qu'une attention intense, maladive, obsédante, qui n'a
pour centre de son activité qu'un cercle très étroit
dans lequel elle tourne continuellement sans pouvoir
en sortir. Cette observation perpétuelle de son état
de santé, aggrave cet état, donnant naissance aux
diverses sensations, en vertu de cette loi générale que
toute idée peut devenir acte ou sensation et que tout
état de conscience intense tend à sa réalisation effec-
tive.

« Supposons que vingt personnes fixent leur attention pendant cinq ou dix minutes sur leur petit doigt ;
voici à peu près ce qui adviendra : quelques-unes n'auront conscience d'aucune sensation, d'autres éprouve-
ront des sensations marquées : souffrance, douleur,
battements artériels, la plupart sentiront une faible
impression de pesanteur et de fourmillement. Cette
simple expérience soulève les questions suivantes :
N'y a-t-il pas toujours dans telle ou telle partie du
corps des sensations dues aux modifications incessantes
des tissus, modifications qui passent inaperçues, à
moins que l'attention ne se fixe sur elles. L'acte d'attention peut-il augmenter l'activité vasculaire des gan-
glions sensoriels, y faire naître des sensations subjectives? Enfin, les centres sympathiques peuvent-ils être

excités, les nerfs vaso-moteurs peuvent-ils être influencés de manière à déterminer des modifications musculaires transitoires dans le doigt d'où provient la sensation? La première supposition ne semble vraisemblable que dans une très faible mesure. A vrai dire, on peut toujours éprouver une sensation dans les doigts, quand on s'applique attentivement à rechercher cette sensation. Nous pensons que les deux autres suppositions sont très fondées. Peut-être la sensation éprouvée est-elle partiellement subjective, mais, à notre avis, le doigt sur lequel se fixe la pensée pendant un temps assez long est réellement le siège d'une sensation » (Hack Tuke).

Certes, l'hypocondrie bien déclarée, avec obsession intempestive, avec interprétation erronée du fonctionnement des organes, qui peut devenir une source d'illusions, voire d'hallucinations, ne peut jamais être considérée comme un symptôme d'une simple névrose, elle appartient au domaine de l'aliénation mentale. Dans ce cas, elle a pour substractum la dégénérescence du système nerveux.

Mais si on prend pour point de départ cette hypocondrie grave dans laquelle l'idée fixe de l'auto-analyse est à son maximum et si l'on observe successivement des cas de plus en plus atténués avant d'aboutir à l'état normal, on arrive à une limite où la transition est presque insensible. C'est un état semi-pathologique, semi-physiologique : une préoccupation très légère ou peu accentuée, la prédominance d'une idée jaillissant avec une répétition opiniâtre, du fond de l'inconscience. Or, rares sont les neurasthéniques qui ne

présentent, du moins à l'état d'ébauche, une tendance
à des préoccupations hypocondriaques. M. Ballet, qui
définit l'hypocondrie en général. « Un trouble mental caractérisé par des préoccupations angoissantes et
mal fondées, relatives à la santé et à l'état morbide
des divers organes », appelle l'hypocondrie qui n'est
que l'amplification de symptômes réels ou leur fausse
interprétation, « petite hypocondrie » (*hypochondria
minor*). Or, elle se rencontre particulièrement chez les
neurasthéniques, chez certains arthritiques ou herpé-
tiques.

Dans la petite hypocondrie, l'idée hypocondriaque
constitue moins une véritable conviction délirante
qu'une appréhension, une crainte : L'esprit n'affirme
pas, il doute ; c'est une sorte de phobie, mais une
phobie analogue aux autres phobies neurasthéniques,
moins obsédante, moins angoissante que celle qu'on
observe chez les malades à tare cérébrale originelle.

« Il en est, suivant nous, de l'hypocondrie, ajoute-t-il,
comme des obsessions et des phobies qui, peut-être
dans bien des cas, au degré bien accusé des stigmates
de développement cérébral défectueux, peuvent cependant se manifester à titre d'accidents plus ou moins
transitoires chez les individus dont le système nerveux
a été incidemment surmené et fatigué. Nous admettons
volontiers que l'hypocondrie, pour atteindre un certain développement, demande un terrain intellectuel
spécial, qui lui est offert le plus souvent par la dégénérescence mentale ; mais, à ces degrés légers, elle ne
suppose pas nécessairement la préexistence d'un pareil
terrain.....

« Le premier groupe comprendra les individus devenus accidentellement nerveux, neurasthéniques héréditaires ou non, chez qui l'asthénie nerveuse peut être
la conséquence d'un long surmenage, de chagrins,
d'une dyspepsie ancienne. »

Si la vraie obsession suppose fatalement un terrain prédisposé, certaines conditions physiques pour
que ce trouble mental puisse germer, qu'y a-t-il d'étonnant qu'une légère inquiétude sur l'état de leur santé
s'empare de ceux qui souffrent et qui sont sujets aux
divers malaises? Dans le cas de la neurasthénie, on
comprend que cette inquiétude puisse souvent être en
rapport direct avec l'aggravation des symptômes et
avec le progrès de la maladie. Mais c'est ici que se pose
cette question : Pourquoi cette inquiétude n'apparait-
elle pas dans diverses autres maladies au même degré?
et pourquoi n'est-elle pas en raison directe de la gravité et du caractère plus ou moins terrifiant de celles-ci?
La loi générale de l'instinct de la conservation individuelle étant vraie, pourquoi l'affection, qui inquiète les
médecins eux mêmes et dont l'issue fatale est si connue
de tous, ne produit-elle pas une préoccupation à tendance hypocondriaque? Nous parlons de la bacillose.
La bacillose qui ne respecte pas la jeunesse, sa joie,
ni son droit de vivre, qui fauche impitoyablement tous
ceux qu'elle rencontre sur sa route entachés de tare
héréditaire, fait la terreur de la famille dont l'un des
membres présente une tare semblable, mais elle ne
cause pas chez les malades une préoccupation hypocondriaque, comme c'est le cas chez les neurasthéniques.
Dans les stades avancés, les tuberculeux non seulement

ne s'inquiètent pas de la gravité de leur état, mais de plus, sous l'empire de la douce illusion d'une amélioration rapide, leur imagination tisse avec l'habileté d'une fée les fils dorés de beaux projets pour les jours à venir, dont la course, hélas ! doit être prochainement arrêtée par la tombe. C'est peut-être par l'action narcotisante de la toxine tuberculeuse qu'on peut expliquer ce fait.

Si l'on compare les deux névroses, qui ont beaucoup de liens de parenté entre elles, *les deux névroses sœurs*, comme les a appelées Charcot, la neurasthénie et l'hystérie, on est porté encore à se demander pourquoi la première a plus que la dernière, cette tendance à l'état hypocondriaque. Dans l'hystérie, on le rencontre plus rarement et à un degré moins prononcé.

Cette concentration de l'attention dans une direction uniforme, dépend des états affectifs et a pour base l'émotivité, pour condition indispensable, l'affaiblissement de l'attention générale volontaire et inévitablement l'affaiblissement de la volonté.

Mais les faits d'affaiblissement de la volonté et de l'attention et l'exagération de l'émotivité sont communs aux deux névroses tandis que la prédisposition du malade à s'inquiéter sur sa santé, différente dans les deux névroses (plus marquée dans l'une et moins dans l'autre), s'explique, peut être, par le caractère tout spécial qu'imprime chacune d'elles à la *psychicité* de l'individu. Le fond du caractère d'un neurasthénique, c'est la dépression, la tristesse, la tendance au pessimisme, tandis que le canevas sur lequel brode l'imagination de l'hystérique, n'est pas toujours constitué par les états affectifs à reflet dépressif.

Le neurasthénique et l'hystérique, tous les deux, sont des égoïstes en ce sens que, chez tous les deux, le centre d'attraction de toute leur activité psychique, c'est leur personnalité. Chez le premier, c'est la concentration en dedans, c'est la convergence de toutes les facultés mentales vers l'analyse de son être moral et intellectuel, avec une teinte bien prononcée de dépression et de mécontement. Chez le second, c'est la dispersion de la conscience au dehors. Il cherche à attirer l'attention de ses semblables sur sa personnalité : le trait caractéristique de l'hystérie, c'est la tendance à la simulation et au mensonge, qui proviennent du désir exagéré de plaire ou au moins d'être intéressant. L'hystérique a l'esprit d'une grande mobilité, il est le jeu de mobiles affectifs multiples, d'images et d'idées qui changent d'un instant à l'autre, son esprit effleure les objets superficiellement sans se fixer sur aucun, le cours de ses pensées est automatique. Amenées par l'association naturelle des images, sensation ou sentiment, choisis au hasard d'un caprice ou provenant d'une émotion, elles changent d'un instant à l'autre. Les idées sont fugaces : à peine perçues, elles se succèdent les unes aux autres.

Nous nous empressons de prévenir la possibilité d'une objection : on peut dire que les hystériques ont assez de persévérance pour persister dans leurs affirmations, une activité intellectuelle assez durable pour trouver des arguments convaincants, jusqu'à mener les victimes de leurs accusations devant les tribunaux. Oui, évidemment, quand le désir de se rendre intéressant s'accroît outre mesure, les idées deviennent des forces actives et l'émotion devient tendance et passion. D'ailleurs, ces phénomènes sont relatifs, ils dépendent du degré de la névrose, des modalités individuelles et de la force du mobile qui les dirige.

Les opérations psychiques du neurasthénique sont, non moins que chez les hystériques, conditionnées par les états affectifs ; seulement, il y a moins de changement et de diversité dans ses émotions ; au contraire, il y a toujours une prédominance de certaines d'entre elles qui reviennent avec répétition, obstination et presque avec tyrannie. L'activité psychique, en particulier, opère toujours dans une direction plus que dans une autre. Celle-ci est tracée et imposée d'avance par l'exubérance et l'exaltation de certains états affectifs.

Les idées se fixent avec insistance sur certains faits, et les examinent à fond, jusqu'à la lassitude. L'esprit du neurasthénique fonctionne avec une sorte de lourdeur quand il se fixe sur un objet, il s'y colle pour ainsi dire et ne peut s'en détacher, et si l'on peut dire de l'hystérique qu'il est le jouet de l'abondance et de l'alternance des états émotifs, au neurasthénique conviendra plutôt la formule suivante : il devient la victime de la persistance de ses émotions.

Dans la neurasthénie, la matière qui sert le plus à la formation des émotions est fournie par les symptômes de l'affection. Ces malaises absorbent toute l'attention, ils sont supportés, avec d'autant plus de difficulté et d'autant moins de patience qu'ils atteignent le sujet à son endroit le plus sensible.

Cette affection qui lui conserve souvent l'apparence d'une santé florissante, mais la rend incapable de tout travail et lui enlève les moyens de la lutte pour l'existence, le frappe naturellement dans son amour-propre.

Quelle que soit son intensité, c'est dans la solitude que le neurasthénique se trouve souvent. Et cette solitude est recherchée pour plusieurs motifs : d'abord la prédisposition à la tristesse lui fait éprouver le besoin tout naturel d'être seul. Ensuite, le neurasthénique, étant émotif, souffre continuellement : tout le blesse, il est défiant, soupçonneux, il découvre constamment chez ses semblables des sentiments malveillants pour lui. Ces soupçons sont en partie chimériques, ils résultent des constatations fausses d'une imagination maladive; mais l'attitude du malade lui-même éveille chez les personnes de son entourage des sentiments peu sympathiques qu'ils ne peuvent s'empêcher de manifester : et il le sent très bien, car, en vertu d'une loi générale, plus on a l'esprit inquiet, plus on est méfiant de soi-même, plus on craint de déplaire aux autres, plus on déplaît. A la fin, las de cette lutte intérieure, résultant du conflit de sa susceptibilité raffinée, avec l'indifférence ou même la dureté et l'antipathie — réelle ou imaginaire — du milieu environnant, il se retire dans la solitude.

C'est à ce moment que commence l'auto-analyse, qui en arrive à la constatation désespérée de son amoindrissement intellectuel et moral, conséquence inévitable de la névrose. Il est continuellement préoccupé par sa guérison, se demande sans cesse quand elle viendra, ne trouve jamais qu'elle arrive avec la rapidité souhaitée, l'inquiétude s'empare de son esprit et le travail acharné par lequel il épie tous les phénomènes physiologiques et pathologiques épuise sa cellule cérébrale déjà affaiblie et contribue largement à la complication de son affection, son impuissance psychique le rendant incapable de tout travail intellectuel et même de toute occupation manuelle suivie. Et ainsi les loisirs, qu'il a abondamment à sa disposition, deviennent son plus grand ennemi.

L'état hypocondriaque est engendré par les tendances inhérentes à l'esprit. Celui-ci crée des conditions sociales toutes spéciales, qui, à leur tour, accentuent ces préoccupations anxieuses.

Donc, il est d'une importance capitale de s'ingénier à trouver des remèdes convenables contre cette auto-intoxication par « rumination ».

Pour arrêter la course effrénée de leur imagination exaltée, il faut les arracher à la solitude et les distraire en fournissant un objet intéressant et sain à leur esprit ; ce qui n'est pas chose facile.

On a conseillé les voyages. Évidemment c'est un excellent mode de traitement pour celui qui peut se le procurer. Quitter les lieux où on a souffert, c'est à moitié oublier les souffrances. Il ne s'agit pas de savoir si les souffrances étaient imaginaires ou réelles, si elles avaient pour origine l'émotivité du sujet ou si elles étaient de cause extrinsèque. L'essentiel, c'est de procurer des impressions nouvelles, de nouvelles perceptions sensorielles, qui éveillent à leur tour des associations d'images et d'idées inconnues jusque-là et réduisent au silence les souffrances antérieures. C'est un calme, une quiétude temporaire après l'orage continuel et énervant.

Qui n'a pas connu par sa propre expérience les effets salutaires que produit le voyage, fait dans le but unique de se reposer? Ce va-et-vient précipité au départ, le défilé de paysages nouveaux arrachent le neurasthénique à ses préoccupations hypocondriaques, et sa douleur s'endort, la sensibilité s'émousse. Surtout le neurasthénique héréditaire sujet aux alternatives de dépression et d'exaltation mentale éprouve un sentiment de bien-être, une sorte d'enivrement. Pourtant à travers ce contentement surgit de temps à autre dans le for intérieur le souvenir d'une préoccupation anxieuse, l'appréhension de la voir apparaître de nouveau, de ne pas savoir conserver toujours le calme d'esprit.

Un des caractères qui différencient la vraie hypocondrie et les états hypocondriaques des neurasténiques est la facilité relative avec laquelle le neurasthénique se laisse distraire de ses préoccupations, admet volontiers la perspective de la guérison, les consolations qui le soulagent beaucoup. Mais la vraie hypocondrie est d'un caractère plus persistant et produit une tournure d'esprit que ni le raisonnement ni les persuasions ne peuvent faire disparaître.

« Aussi le petit hypocondriaque, dit M. Ballet, est-il accessible au raisonnement : il se laisse volontiers convaincre, au moins pour un temps, par les bons arguments qu'on lui fournit. Ne dédaignez pas ces malades, ne les traitez pas avec indifférence ou mépris ; quand ils viennent, et ils ne s'en privent pas, fatiguer le médecin de leurs doléances, c'est moins pour chercher un traitement qu'une affirmation catégorique, un encouragement moral dont a besoin leur esprit défaillant. Ce sont de bons malades, d'ailleurs, reconnaissants, en général, et chez qui on a la satisfaction de dissiper, au moins pour un temps, par un avis net et formel, les préoccupations maladives. »

C'est un fait important à connaître pour user largement de l'influence morale salutaire qu'on peut exercer sur l'esprit du neurasthénique. Avec un peu de bonne volonté et beaucoup de patience le rassurant, lui affirmant que ses symptômes ne sont que passagers, faciles à guéris par un traitement convenable, on obtient vite un sourire de contentement et d'espoir, du moins chez le neurasthénique au début; chez celui-ci, l'inquiétude sur son état n'est qu'à un faible degré, il n'a pas encore fait la triste expérience de la résistance opiniâtre de sa névrose à tous les moyens thérapeutiques et de la fréquence de ses rechutes. Mais les cas de neurasthénie ancienne lorsque le malade a passé par différentes phases d'amélioration temporaire et d'aggravation, d'illusions et de déceptions successives, quand toute son attention est absorbée par sa maladie et quand la préoccupation de son état est devenue anxieuse et s'est installée trop en maîtresse dans son cerveau, a poussé trop profondément ses racines, ne sont pas faciles à combattre, et à toutes les tentatives que l'on fait pour consoler ou convaincre ces malades, on doit s'attendre d'avance à un échec certain.

Les prédispositions hypocondriaques peuvent devenir le point de départ de complications graves dans la neurasthénie. Parmi les divers auteurs, les uns prétendent que le neurasthénique est continuellement sur

le seuil de la folie sans le traverser jamais. Les autres
n'excluent pas la possibilité de transformation de cette
névrose en aliénation mentale, et cette transition est
constituée intérieurement par la transformation de
simples troubles dynamiques en troubles cérébraux
organiques ; extérieurement, par l'aggravation de tous
les symptômes mentaux et peut-être surtout par métamorphose de simple attention avec intense tendance
hypocondriaque en une idée fixe obsédante d'une morbidité grave : la vraie hypocondrie. Et quand le neurasthénique ne franchit pas cette limite entre la simple
névrose et la folie sa préoccupation hypocondriaque le
mène souvent au suicide.

Quel rôle préventif pourrait jouer l'éducation depuis
l'enfance ? Il nous semble que l'influence de l'éducation selon qu'elle est bonne ou défectueuse est d'une
importance de premier ordre. Souvent dans les familles
les parents sont à leur insu les premiers auteurs du
malheur ultérieur de leurs enfants. Trop fréquemment
hélas, on a constaté que les parents, par une tendresse
toute naturelle, mais mal placée, attirent l'attention de
leurs enfants sur leur santé et les poussent à l'auto-
observation exagérée, stimulent ou même créent la
tendance à la préoccupation hypocondriaque et aident
de toutes leurs forces et, sans le comprendre, son
évolution définitive.

Cette prédisposition s'acquiert lentement et successivement — par progression presque insensible — par
l'éducation de l'attention morbide qui s'effectue de
double manière : d'abord au moyen de l'exemple,
ensuite par incitation directe.

Dans la neurasthénie héréditaire directe (ce qui n'est pas un cas exceptionnel), il faut remonter à l'enfance du sujet et rechercher quelles influences il a subies, même dans sa plus tendre jeunesse, alors que son cerveau était impressionnable, apte à recevoir toutes les perceptions. Les excitations visuelles et auditives sont fournies par un des parents neurasthéniques.

Leurs habitudes maniaques, ou leurs préoccupations hypocondriaques, leurs paroles inquiètes, se répétant tous les jours, frappent l'attention du jeune être curieux, prêt à examiner tout ce qui se passe autour de lui et façonnent, plus ou moins, les conceptions psychiques et les états affectifs de l'homme futur.

L'enfant imite tout ce qu'il voit, il prend l'habitude de reporter son attention sur des malaises imaginaires ou réels qui, ou bien auraient passé inaperçus, ou bien n'auraient jamais pris naissance si son esprit avait été occupé par d'autres pensées.

Cabanis, dans son ouvrage *Rapport du physique et du moral*, s'exprime ainsi : « Nous savons avec certitude que l'attention modifie directement l'état local des organes, puisque, sans elle, les lésions les plus graves ne produisent souvent ni la douleur, ni l'inflammation qui leur sont propres, et qu'au contraire, une observation minutieuse des impressions les plus fugitives, peut leur donner un caractère important, ou même occasionner quelquefois des impressions véritables, sans cause réelle extérieure ou sans objet qui les détermine. »

Ce ne sont pas seulement les parents neurasthéniques qui peuvent avoir cette influence, mais même ceux qui n'ont aucune tare nerveuse, ne présentent aucune préoccupation hypocondriaque, et qui par une simple habitude parlent constamment, en présence de leurs enfants, de leur moindre malaise, examinent sans cesse leurs sensations internes, même les moins accusées, et cela par manque de connaissance de l'esprit enfantin. L'enfant, avec la sensibilité d'une plaque photographique, recueille toutes les impressions venant du dehors, et plus tard ces souvenirs accumulés iront abondamment alimenter son imagination. Feuchtersleben dit : « Puisque l'imagination peut attirer sur l'homme tant de périls et de souffrances, ne doit-elle pas aussi avoir la puissance de le rendre heureux ? Si, pour me croire malade, je le deviens réellement, ne puis-je aussi conserver ma santé par une ferme persuasion que je me porte bien. »

« Il est un art de faire réagir le moral sur le physique, non seulement chez les autres, mais aussi sur soi-même.... uniquement en concentrant son attention sur l'idée d'être guéri. Énergie, précision dans les résultats, qualités qu'aucun remède n'a à un aussi haut degré, tout homme en possède l'agent.... Une simple négation de la maladie est toujours bien interprétée dans l'organisme et suffit, à elle seule, pour amener de belles guérisons. » (Liébault). Mais l'enfant élevé dans les conditions dont nous avons parlé, n'a pas appris à surveiller son imagination et à soumettre ses fonctions organiques à l'action de ses idées.

Ce n'est pas seulement par le mauvais exemple que les parents rendent leurs enfants neurasthéniques, mais aussi par leurs préoccupations constantes sur la santé de ces derniers lorsqu'ils sont peu vigoureux.

« Nous aimons tellement nos enfants, dit M. Thomas, qu'au moindre bobo qui leur arrive, nous sommes alarmés et le laissons voir. Ont-ils une indisposition, même légère, aussitôt nous les accablons de questions : Tu dois avoir mal à la tête, tu as certainement la fièvre, ta gorge n'est pas irritée ? Et, notre malheureux bébé, sous cette avalanche d'interrogations se demande, tout anxieux, laquelle de ces maladies il pourrait bien avoir et, presque toujours il tremblera devant toute action pénible. »

« Le but suprême de l'éducation, dit Mosso, doit être d'accroître la vigueur et de favoriser tout ce qui entretient la vie. Les enfants auxquels leurs parents apprennent à donner trop d'importance à toutes les petites douleurs sont prédisposés à l'hypocondrie. La tristesse est une langueur du corps : nous savons par une longue expérience que les mélancoliques et les timides résistent moins que les autres aux maladies. »

Les enfants se voyant devenir le centre d'attraction de l'attention de toute la maison deviennent égoïstes, capricieux, vaniteux, orgueilleux et présentent un terrain très favorable d'émotivité et stimule le développement de la suggestibilité à l'évolution de névroses. Cet intérêt, dont un seul être a le monopole produit chez celui-ci un attendrissement pour lui-même, de l'exagération.

Ces enfants qui ont appris, depuis leur plus tendre enfance, à concentrer leur activité mentale sur un but unique, la recherche des conditions favorables ou défavorables à leur santé, habitués à mesurer leurs pas, contrôler leurs mouvements, examiner les moindres changements de l'atmosphère, deviennent de vrais esthésiomètres d'une sensibilité exquise. Ils n'auront jamais connu de vrai bonheur, n'auront pas profité, au vrai sens du mot, de la meilleure période de la vie ; on ne verra jamais chez eux la gaieté exubérante, l'insouciance toute naturelle à la jeunesse, la liberté, l'ampleur de mouvement, ce sont des vieux avant l'âge.

Les exemples de cette méthode d'éducation vicieuse abondent. Tout le monde en connaît quelques-uns. Nous nous permettons d'en citer un. Nous avons eu l'occasion d'observer durant deux ans un garçon, et nous avons vu le changement lent et progressif de la personnalité mentale et morale de cet enfant sous l'influence très visible d'une éducation maladroite. Nous avons connu cet enfant à l'âge de douze ans. C'était un garçon intelligent à l'esprit vif, ne manquant même pas d'initiative personnelle. Il faisait ses études au lycée et travaillait bien. Mais il prend une légère bronchite et devient alors l'objet de l'inquiétude anxieuse de ses parents. On le retire immédiatement du lycée, ses études sont suspendues. Toutes les quintes de toux, d'ailleurs très légères, sont comptées, les heures de sommeil calculées minutieusement. L'enfant est interrogé à maintes reprises et avec persistance sur ses sensations. Les précautions les plus exagérées sont observées à l'égard du courant d'air. Aux mouvements un peu plus vifs l'enfant est arrêté par un rappel de sa faiblesse, de la nécessité urgente d'éviter toute fatigue. Il entend sans cesse des plaintes sur l'état de sa santé. Les conséquences de ce système de soins exagérés ne tarde pas à se manifester. L'enfant encouragé par les attentions excessives de ses parents, à trop concentrer sur lui-même toute son attention, commence à se plaindre pour obtenir les satisfactions de tous ses désirs, son caractère change, l'intelligence baisse, le système nerveux s'affaiblit. Il devient craintif, anxieux, timide, évitant la compagnie de ses camarades, ne consentant pas à sortir seul sans sa mère, il est triste et capricieux.

Un de nos collègues nous rapporte une observation tout à fait analogue. Il s'agit d'un enfant, bien portant sans être très robuste, et d'intelligence très vive; il est actuellement âgé de douze ans, ses parents très craintifs, un peu âgés et ayant eu assez de peine à conserver une de ses sœurs qui a toujours été de santé très maladive, l'ont pour ainsi dire élevé sous cloche. Ayant peur qu'il s'enrhume s'il s'amusait avec un peu trop d'entrain, s'inquiétant lorsqu'il toussait un peu, ils ne tarissaient pas en recommandations. On l'a toujours élevé dans la terreur des microbes ; on a eu le tort d'en parler souvent devant lui. Actuellement, dès qu'il tombe et qu'il s'égratigne un peu, le voilà qui se met dans l'idée qu'il va prendre le tétanos; s'il tousse un peu, s'il a la moindre des choses, il s'inquiète et se croit perdu.

Plusieurs fois on a dû le retirer du lycée parce qu'il se mettait à tousser et le médecin appelé à le soigner a nettement affirmé qu'il s'agissait d'une toux nerveuse.

Après avoir examiné les conditions dans lesquelles se forme l'attention morbide qui est un des éléments importants des états hypocondriaques, étudions le simple affaiblissement de l'attention, un des symptômes essentiels de la neurasthésie.

En effet, dans cette névrose il y a une diminution notable de l'attention : elle est vacillante, précaire, courte, vite fatiguée. A peine s'est-elle fixée quelque temps sur un objet qu'elle s'épuise immédiatement.

Toutes les opérations mentales, même peu prolongées, sont accompagnées des signes physiques : forte tension dans la région cérébrale, de céphalée, de pression, de lourdeur dans la tête. La capacité de fixer toutes les facultés sur un seul ordre d'idées s'épuise vite. Le maintien, même peu prolongé, de la prédominance d'un groupe déterminé d'états intellectuels est accompagné d'une sensation pénible de gêne ; le sujet laisse errer ses idées sans but et sans effort, on dirait que ses pensées se sont évanouies et les images effacées. Il se produit un vide dans la « psychicité » de l'individu. Le champ de conscience, constituant l'attention, est parsemé de lacunes. L'activité physique ne converge pas sur un seul objet ; tout reste flottant et dispersé. Il arrive souvent au neurasthénique lui-même de constater qu'il ne peut résumer ce qu'il vient de lire. D'autre fois il y a des moments où l'individu ne s'aperçoit pas de la dispersion de son attention ou même il perd complètement conscience du travail qu'il a effectué automatiquement. L'application de l'attention prolongée outre mesure produit une sorte d'annihilation toujours croissante de l'esprit, quelquefois du vertige, car tout travail intellectuel, nous le rappelons, résulte de la transformation en énergie active de l'énergie potentielle accumulée dans la cellule cérébrale. Cette transformation consiste essentiellement en action chimique, et elle s'accompagne de la formation de produits de désassimilation. Par leur accumulation, ils peuvent produire une véritable auto-intoxication de la substance nerveuse, lorsqu'il ne sont pas éliminés assez rapidement. C'est ce qui arrive lorsque l'attention est trop prolongée.

Mais si la réserve d'énergie accumulée dans la cellule cérébrale est très faible, la dépense en sera très rapide. C'est ce qui explique la faiblesse et l'impuissance de l'attention dans tous les cas de débilitation de l'organisme, de misère physiologique et en particulier chez le neurasthénique. Il faut donc préserver le neurasthénique de toute dépense excessive de force.

C'est un fait d'observation journalière mais auquel on n'a pas encore attaché assez d'importance, que la neurasthénie, au début (c'est-à-dire au moment où les mesures à prendre ressortent plutôt de la prophylaxie et de l'hygiène, que de la thérapeutique) est trop négligée par les médecins et les sujets eux-mêmes. En effet, à cette période les symptômes se réduisent à des sensations proprement subjectives. Les médecins et les personnes de l'entourage du malade les mettent sur le compte des caprices, de l'imagination, de la faiblesse du caractère, ou du laisser aller des malades.

On parle en souriant de maladie imaginaire. Les malades eux-mêmes ne se doutent pas au début qu'ils se surmènent. Quand quelque défaillance intellectuelle se produit en eux, ils l'attribuent à une fatigue temporaire ou à n'importe quelle cause accidentelle, et ils se reprochent leur manque de volonté. D'ailleurs cette difficulté de l'effort intellectuel n'est pas toujours aussi accentuée : à côté des mauvais jours il y a, au début, de bonnes journées où le malade recouvre momentanément sa vigueur intellectuelle et où il retrouve l'illusion de sa santé.

Il lui est bien plus dur à ce moment de cesser son travail et de renoncer à son désir de s'instruire, à son ambition ou même seulement à satisfaire sa vanité : ce sont de trop grands sacrifices.

Et pourtant, c'est à cette période, où le malade est à la limite entre le simple surmenage et la neurasthénie, qu'on doit faire cesser le travail, dans la crainte d'une aggravation par les fatigues accumulées de l'affection seulement naissante, dans la crainte aussi qu'une fois constituée elle ne devienne incurable.

Puisque l'affaiblissement de l'attention dans la neurasthénie résulte de l'épuisement du système nerveux, pour le prévenir il faut à tout prix éviter aux enfants nerveux le surmenage intellectuel.

D'autre part, il ne faut pas oublier que les facultés psychiques, quand elles sont fortement organisées, se désagrègent plus difficilement, sous les assauts de la névrose, que lorsque leur culture a été négligée.

Il est facile d'en déduire la nécessité de soins particuliers à donner au développement de l'attention, la nécessité d'une éducation spéciale de cette faculté, surtout chez les enfants nerveux.

Sikorsky attribue aux jeux un rôle dans l'éducation de l'attention chez les enfants tout jeunes. Il trouve dans le fait de répéter la même action (comme c'est le cas chez l'enfant de Preyer qui soulevait le cou-

vercle d'une cruche jusqu'à soixante-dix-neuf fois),
un exemple l'attention et d'observation évidente.
Comme l'attention présuppose la reproduction des
idées et, par là, active les processus psychiques chez
l'enfant qui joue, des milliers d'impressions anté-
térieures surgissent dans sa mémoire fournies par
l'objet dont il s'est déjà servi, elles se joignent aux
impressions du moment, ces impressions excitent le
raisonnement, la réflexion, la pensée investigatrice et
incitent l'enfant à explorer le jouet sur toutes ses
faces.

« Grâce à cette action mutuelle, le raisonnement
devient un acte interrompu, où, tour à tour, se font
jour des côtés nouveaux quoique très semblables de
l'objet exploré. Ainsi, dans l'acte de l'attention, l'excitation raisonnée ou automatique dirige les organes des
sens extérieurs sur de nouveaux côtés de l'objet, et l'observation de cet objet retient, à son tour la pensée de
l'enfant dans un cercle défini et l'empêche de se porter
ailleurs. Une pareille activité est une véritable école de
cette forme active ou volitionnelle de la pensée qu'on
appelle l'attention ».

Cette manière d'envisager les jeux comme stimulants
de l'exercice de l'attention fut critiquée par ceux qui ne
voulaient voir dans les jeux des enfants qu'une activité
automatique pure, un moyen de passe-temps dépourvu
de toute influence utile au point de vue du développement intellectuel. S'il y a un peu d'exagération dans
l'opinion émise par Sikorsky, il n'y en a pas moins
dans celle qui constitue la base de cette critique.

Citons encore quelques remarques concernant le

développement de l'attention émise par Sikorsky. « On commet dans l'éducation de l'attention les fautes suivantes : on excite souvent l'attention à l'aide de l'élément émotionnel (contes effrayants, descriptions de dangers) cette excitation est absolument nuisible. En sa qualité de faculté intellectuelle purement technique, l'attention doit être exempte d'émotions, qui entravent, d'ailleurs, la rapidité des processus psychiques. L'attention de l'enfant doit agir dans les conditions les plus simples, sans aucune autre excitation que celle de l'intérêt. Il faut absolument éviter tout ce qui constitue un changement fréquent des impressions et tout ce qui distrait l'attention. L'habitude que l'on a quelquefois de donner aux enfants une grande quantité de jouets et d'encombrer ainsi leurs chambres, est extrêmement nuisible. Une richesse démesurée d'impressions diverses crée des conditions de distraction. »

Ce qui montre bien l'influence que peut avoir l'éducation de l'attention, chez les enfants, c'est l'influence très grande qu'elle a chez les aliénés.

M. Janet attribue la plus grande importance à l'éducation de l'attention chez les psychasthéniques, les aliénés. Il s'est servi de cette méthode chez ses malades et en a obtenu les meilleurs résultats. Il constate qu'en élevant le niveau des facultés supérieures, telles que la volonté et l'attention, la santé physique s'améliore. Mais, détail encore plus intéressant, cette modification de l'état psychique retentit très favorablement sur les troubles trophiques préexistants :

« Les pédagogues ont-ils institué des traitements de l'attention ? Nous regrettons de ne pas les avoir connus et nous avons été réduit à faire appel au procédé le plus banal pour développer une faculté insuffisante, l'éducation et la gymnastique...

« Nous considérons le travail, non comme une distraction, mais comme une gymnastique qui accroît, par l'exercice, la puissance de synthèse mentale, seule capable de s'opposer efficacement à la suggestibilité et aux idées fixes ! »

Si l'éducation donne des résultats aussi salutaires, si elle est possible chez les malades, chez qui elle a été affaiblie, chez qui elle est souvent tombée en ruine depuis longtemps, n'a-t-on pas le droit de compter beaucoup plus, au point de vue de la prophylaxie des névroses, sur la culture soignée de l'attention dans l'enfance ?

Au moment de l'apparition de la neurasthénie, l'individu aura quelques chances, en soutenant la lutte très vigoureusement contre la névrose envahissante, d'en sortir vainqueur, et surtout l'affection 'aura pas de prise facile sur l'attention et la volonté. elles ont été soumises à une sorte de gymnastique dès le plus jeune âge. Le tout jeune enfant n'est pas en possession de cette faculté.

Le devoir s'impose donc de surveiller très soigneusement le développement de l'enfant pour prévenir de trop fréquentes escapades de l'esprit, pour obtenir de lui régulièrement et avec le moins d'interruption possible, des périodes d'attention volontaire qui, bien entendu, ne devront jamais être trop longues.

S'il prend l'habitude de la distraction, les périodes de distraction seront de plus en plus fréquentes ; en

vertu des lois de l'habitude elles deviendront inconscientes. L'attention deviendra fugace et vacillante et
l'automatisme cérébral s'accroîtra en raison directe de
la diminution d'attention.

CHAPITRE VIII

VOLONTÉ

La volonté est très affaiblie dans la neurasthénie. C'est avec peine que l'on prend une décision. Le malade ne sait plus mener à bonne fin la tâche qui lui incombe ; tout obstacle l'arrête et le décourage. Cette aboulie entrave souvent son activité. Le sujet, vite décidé autrefois, hésite à tout propos. Cette irrésolution peut avoir une double cause : ou le défaut d'incitations, ou la largeur des vues. Dans ce cas, la comparaison des idées, les raisonnements abondent, mais l'asthénie psychique empêche les délibérations d'aboutir à un choix définitif. A peine est conçue une idée qu'elle est modifiée par une circonstance insignifiante. Le conflit entre ces multiples motifs empêche l'unification des divers éléments qui composent la conscience. Voilà la guerre engagée au sein de ce moi chancelant que la raison et l'émotivité se disputent mutuellement. Le jugement se recueille ; les états affectifs suggèrent des idées inquiètes qui arrêtent subitement l'œuvre de la raison, d'où souffrance et sentiment de tristesse.

La vie des nerveux se passe à désirer sans atteindre, à résoudre sans exécuter, et entreprendre sans aboutir; douleur morale, sentiment d'anxiété, telles sont les conséquences de l'aboulie. L'esprit s'épuise à la fin, continuellement en proie à d'innombrables désirs dont la réalisation même ne procure plus de satisfaction. Anxieux durant l'attente, déçus même dans les jouissances, tourmentés sans paix ni trève, tels sont les individus à volonté affaiblie.

Pourtant, au début de la névrose, l'énergie n'est pas morte, elle est seulement engourdie ou plutôt déviée du but raisonnable, elle est mal employée, elle se dépense tout entière dans l'émotivité exagérée par les causes les plus futiles. Ce qui en est la preuve c'est que, sous une forte impulsion, elle s'engage dans des voies raisonnables; l'émotivité se calme, la volonté remporte la victoire, mais il faut qu'elle soit soutenue par une force venant du dehors.

« La volonté, dit Billiod, est tantôt puissance, tantôt résistance. Et c'est par elle que l'homme produit tant et de si grandes choses; c'est par elle aussi qu'il résiste à la douleur, cette faculté nous représente un levier qui d'un côté soulève et de l'autre résiste. »

La volonté peut être négative ou positive.

Après une délibération du raisonnement, la résolution définitive est prise ; c'est la volonté qui étend son pouvoir pour faire exécuter un acte ou pour produire de l'arrêt.

La volonté fait se maîtriser l'individu dans toutes les conditions de la vie, c'est elle qui aide l'individu, après un moment de faiblesse passagère, où la raison a cédé à l'émotion, à coordonner de nouveau ses forces dispersées. C'est elle qui lui apprend à mettre raisonnablement à profit toutes les impressions venues du dehors, à accepter ou à rejeter les influences du milieu environnant. C'est elle qui donne aux facultés supérieures la victoire sur les facultés inférieures. D'ailleurs elle-même occupe dans les facultés psychiques qui constituent le contrôle cérébral un des premiers rangs.

La volonté aide à déraciner les habitudes fâcheuses et à constituer les favorables qui, à leur tour, comme nous nous efforcerons de le démontrer ultérieurement, faciliteront l'activité de l'individu. Celui-ci, en possession d'une volonté ferme, sait gouverner sa manière de penser et d'agir, réprimer ses états affectifs qui rendraient son effort infructueux, sa vie stérile. La volonté aide à tenir, dans des limites restreintes par la raison, les désirs, et à renoncer aux plaisirs, si attrayants puissent-ils être, s'ils servent d'obstacles à parvenir au but tracé d'avance ou nuisibles à la santé.

Les nerveux, qui se rendent facilement compte de l'affaiblissement de leur volonté, éprouvent de l'humiliation, du mécontentement d'eux-mêmes. Ne pouvant pas atteindre les joies intellectuelles auxquelles ils aspirent, ne pouvant jamais toucher le but souhaité, la constatation de l'impossibilité de s'affranchir de l'esclavage de leurs émotions ou de leurs passions leur est douloureuse. Ils se dépriment et se découragent facilement, ce qui constitue le plus grand danger, car le découragement paralyse le désir de lutter contre cet affaiblissement de la volonté. L'idée de doute accentuée par sa répétition, à chaque nouvelle défaite, déposée dans l'esprit, se concrète, se précise et devient une puissance redoutable.

Il faut bien se garder de parler aux nerveux de l'affaiblissement de leur volonté ; au contraire, dans la mesure du possible, le devoir s'impose de les encourager, de les rassurer. Il faut tenir compte de ce fait important que, plus vigoureusement sera soutenue la lutte intérieure, plus sûrement elle sera couronnée de succès. La répétition des petites victoires facilitera la victoire définitive.

Chaque nouvelle conquête procurant du contentement et de la confiance est un pas en avant.

Les nerveux humiliés par les défaites fréquentes dans la concurrence sociale, épuisés par la souffrance que leur procure l'inquiétude de leur esprit, savourent avec plaisir le calme, les joies réconfortantes que seule peut procurer l'activité raisonnée, dans les rares moments où leur volonté l'emporte sur l'émotivité.

L'ensemble psycho-moral agit sur le corps et celui-ci sur l'esprit : il s'ensuit de cette action mutuelle, qu'on peut prévenir par les soins hygiéniques l'affaiblissement de l'organisme ; la volonté ferme réglera les opérations psychiques et, en neutralisant l'émotivité, renforcera le système nerveux. Le devoir s'impose de faire l'éducation depuis l'enfance. La volonté est le produit de la civilisation ; elle devient de plus en plus développée, à mesure que l'humanité s'éloigne de son état primitif, de l'état de l'enfance. De même que l'évolution de la volonté s'est faite à travers les âges, graduellement, de même chez l'enfant, elle ne vient pas non plus d'emblée : elle apparaît au fur et à mesure avec l'âge comme produit de l'éducation. On comprend facilement que plus celle-ci sera méthodique et donnera une base solide, plus la volonté sera organisée, moins accessible elle sera aux influences dissolvantes de la névrose, et quand elle aura ses moments de défaillance, elle sera capable de se ressaisir rapidement. D'autre part, plus elle sera cultivée, plus le « moi » sera fort, plus de difficulté la névrose aura à atteindre l'homme. Telle est l'opinion de Dejérine dans sa thèse d'agrégation : « l'état psychologique morbide, peut-on dire, commence lorsque le moi tombant au-dessous d'une certaine moyenne, l'individu ne réagit plus suivant la normale contre les diverses causes d'incitation qui viennent l'assaillir. »

Le moi est constitué par les impressions venues du dehors et par les idées qu'on lui inculque. Il faut donc surveiller avec un soin tout particulier toutes les sources d'idées qui peuvent concourir à la formation de la personnalité de l'enfant

« Le conflit de l'impulsion et du moi qui a lieu dans l'homme à l'état normal, dit Griesinger, se juge en dernière analyse par le moi et constitue ainsi la liberté de l'homme. Originairement, l'homme n'est pas libre, il ne l'est qu'autant qu'il lui vient une masse d'idées bien coordonnées, qui constituent un noyau solide, le « moi ». L'enfant n'est pas libre, parce que son moi n'est pas encore assez énergique pour mettre en lutte des complexus d'idées fortement enchaînées. »

On a tant insisté ces derniers temps sur la défaillance générale de la volonté en appelant la faiblesse du vouloir la maladie de l'époque, on a accusé l'éducation moderne de se préoccuper plus de l'instruction que de la culture de la force du caractère.

Nous avons dit que les neurasthéniques sont prédisposés à l'indécision du caractère. Le rôle de l'éducation doit consister à précipiter, dans la mesure du nécessaire, les décisions des enfants qui ont de la tendance aux hésitations dans les diverses circonstances de la vie. Si quelquefois, déjà depuis l'enfance le choix entre les diverses combinaisons se fait avec une certaine difficulté, tous les soins de l'éducateur doivent se porter sur le développement de la décision.

Il faut s'efforcer de donner à l'enfant l'habitude d'une exécution rapide après une délibération d'une durée suffisante pour établir une conclusion logique, mais pas prolongée outre mesure.

« Quand je prends fréquemment la résolution de bien faire, dit Lemoine, ma résolution devient chaque fois plus facile et plus prompte; c'est encore l'habitude qui rend ma volonté plus forte et l'action plus aisée..., ici, comme ailleurs, la répétition des actes n'a d'autre effet que d'amoindrir ou de supprimer l'hésitation ».

CHAPITRE IX

SUGGESTIBILITÉ

Comme nous attachons une très grande importance au rôle que joue l'auto-suggestion, dans la neurasthénie, nous voulons donner un aperçu très rapide de la suggestibilité telle que nous la concevons.

Selon M. Bernheim l'idée introduite dans le cerveau et acceptée par lui constitue la suggestion. « Tout ce qui entre par l'oreille, par l'entendement, tout ce qui persuade, constitue une suggestion par le sens auditif. Les avocats, les prédicateurs, les professeurs, les hommes d'État, etc., sont des suggestionneurs. »

Le principe essentiel qui lui sert de point de départ pour expliquer l'action de la psychothérapeutique est le suivant :

Toute idée suggérée et acceptée par le cerveau tend à se faire acte, c'est-à-dire sensation, image, mouvement;

La transformation de l'idée en acte s'effectue de manière qu'elle devient acte *positif* ou *négatif*; dans le dernier cas elle le neutralise, elle empêche le sentiment, la volition, la sensation de se produire. C'est de la dynamogénie ou de l'inhibition.

Les exemples de ce fait abondent. L'expérience que

chacun a faite sur soi-même prouve que l'idée de plaisir ou de colère peut faire naître un sentiment semblable.

La citation suivante de Carpenter, donnée par Ribot, met en évidence la neutralisation de la sensation par l'idée : « Bien des martyrs ont souffert la torture avec une sérénité qu'ils n'avaient, de leur propre aveu, aucune difficulté à maintenir. Leur attention était tellement remplie par les visions béatifiques qui se présentaient à leurs regards ravis, que les tortures corporelles ne leur causaient aucune douleur. »

Slosson[1], dans un cours public, verse sur du coton, de l'eau d'un flacon en annonçant que l'odeur du composé chimique est très forte et d'une nature particulière; sous prétexte de vouloir connaître la rapidité de la diffusion de cette odeur, il prie ses auditeurs de donner un signal quand ils l'auront senti. Au bout de quinze secondes, les personnes de premier rang l'avaient senti. Quelle meilleure preuve de la facilité avec laquelle l'idée peut devenir sensation?

Sidis essaie de donner l'explication du mécanisme de la suggestion de la manière suivante: il suppose les centres de l'activité cérébrale divisés en centres supérieurs, idéo-moteurs, sièges de la raison, de la critique, de la volonté, et en centres inférieurs réflexes instinctifs. La suggestion se fait en neutralisant le fonctionnement des centres supérieurs et en stimulant au contraire l'activité des centres inférieurs.

M. Grasset donne un schéma représentant un centre

[1] Voir Binet : *Suggestibilité*.

spécial de l'encéphale, le centre *o* et les centres inférieurs automatiques qui sont unis les uns aux autres
en un polygone par les fibres associées. Par ce schéma
il explique plusieurs modes d'automatisme et de dédoublement.

M. Binet définit la suggestion une *pression morale
qu'un sujet exerce sur un autre*. C'est une influence
qui agit par une idée, par l'intermédiaire de l'intelligence, de l'émotion, de la volonté.

Quand une suggestion a réellement lieu, celui qui
la subit y adhère de sa pleine volonté et de sa libre
raison ; sa raison et sa volonté sont suspendues pour
faire place à la raison et à la volonté d'un autre. Il
admet que, sous l'influence de la suggestion, il se produit une dissociation de l'activité psychique, le mode
d'activité complexe est plus ou moins altéré et l'activité
simple, automatique se manifeste avec plus de force.

Voici l'avis de M. Janet sur la question de la suggestion : « Certains auteurs n'ont pas hésité à affirmer
que la suggestion n'était pas un phénomène propre à
certains malades et que nous étions tous suggestibles.
Cette opinion provient sans doute de certaines confu-
sions de langage ; car, sous le nom de suggestion on a
voulu confondre tous les phénomènes mécaniques de
la pensée, mémoire, associations d'idées, habitude, etc.

Mais si on restreint le mot suggestion à un fait précis, le développement complet et automatique de certaines idées en dehors de la volonté et de la conscience
personnelle, on sera convaincu, croyons-nous, que la
suggestion est un phénomène nettement pathologique ».

Si, en reprenant l'opinion de M. Bernheim, on définit la suggestion, l' « acte par lequel une idée est introduite dans le cerveau », la suggestibilité est l'aptitude suivant laquelle cette idée est acceptée.

« Tout ce qui diminue l'activité des facultés, de la raison, dit M. Bernheim, tout ce qui supprime ou atténue le contrôle cérébral, renforce la crédulité d'une part et, d'autre part, exalte l'automatisme cérébral, c'est-à-dire l'aptitude à transformer l'idée en acte. »

Nous avons démontré plusieurs fois au cours de notre travail, que la neurasthénie est caractérisée par l'épuisement du système nerveux et que, dans cette affection, les facultés supérieures (attention, volonté) sont affaiblies, c'est-à-dire le contrôle cérébral est atténué, condition inévitable de l'exagération de l'automatisme. De là, il est facile de conclure que la neurasthénie est la névrose-type de la suggestibilité poussée à l'excès.

Les enfants voués par hérédité à la neurasthénie seront donc très suggestibles pour une double cause : par le fait de leur nervosisme et de leur jeune âge. Car il serait tout naturel d'aboutir à cette conception, rien que par les simples voies théoriques, déduction faite de ce fait que les facultés cérébrales supérieures n'atteignent que chez l'enfant leur évolution définitive, l'automatisme cérébral pouvant être prédominé. Ensuite, des expériences faites par M. Binet et d'autres sur les enfants des écoles prouvent que l'exagération de la suggestibilité est en raison inverse de l'âge des enfants. Plus ceux-ci sont jeunes, plus ils sont suggestibles.

Les enfants nerveux surtout sont exposés à tous les

inconvénients qui peuvent résulter de leur grande suggestibilité. Cette tendance particulière de leur esprit amène souvent le développement définitif de la névrose à laquelle leur hérédité les a destinés.

Nous sommes fortement persuadé que dans la neurasthénie, du moins au début, la plupart des symptômes sont dus à l'auto-suggestion.

L'esprit du nerveux impressionnable est frappé dans une circonstance quelconque par la vue des malades.

L'idée déposée dans le cerveau va y germer. Elle peut y gagner en force à l'insu de l'individu ; car elle paraît être effacée par d'autres images, d'autres émotions ; mais en réalité elle n'a fait que reculer de la pleine lumière de l'intelligence dans le fond de l'inconscience, où elle n'attend qu'une occasion favorable pour surgir avec la vigueur primitive.

« L'autosuggestion, dit M. Bernheim, n'est souvent qu'une idée transformée en sensation. Vous avez vu cet enfant entré pour une fièvre muqueuse abortive qui présentait à la région ombilicale, dans une étendue correspondant à une pièce de cinq francs, une hyperesthésie intense. On ne pouvait toucher cette région sans que l'enfant poussât des cris atroces. Cette douleur existait depuis un an et avait résisté à toutes les médications employées.... En quelques secondes j'ai mis l'enfant en sommeil profond et je lui ai suggéré la disparition de la douleur ; c'est-à-dire que j'ai enlevé de son esprit l'idée qui créait cette sensation douloureuse. »

Cette facilité avec laquelle s'est opérée la disparition de la douleur met très nettement en évidence le rôle que joue l'élément psychique dans les malaises éprouvés par l'individu.

Il faut bien se garder de parler maladie en présence des enfants trop impressionnables. Quelquefois le médecin lui-même, en insistant trop dans son interrogatoire sur les symptômes de l'enfant un peu nerveux, lui suggère, sans s'en douter, des sensations morbides.

Puisque tout état vif de conscience tend à s'actualiser, l'idée peut faire naître les sensations ou les neutraliser. Or, en vertu de la loi générale, ce sont surtout les influences conformes aux tendances naturelles qui s'exercent.

Donc, puisque le milieu où vit l'enfant lui fournit toute une quantité de suggestions dont son esprit impressionnable s'imprègne facilement, il faut lui inculquer des notions saines, cultiver sa volonté, pour qu'il puisse diriger ses idées; il faut surtout ménager aux enfants nerveux la compagnie trop fréquente des sujets nerveux à volonté débile, à émotivité exagérée, à caractère triste, pour ne pas aider l'épanouissement des tendances semblables.

Il faut les soustraire à de telles suggestions, leur apprendre à admirer plutôt l'énergie morale, le calme d'esprit, la force de volonté, car il existe une action réciproque des facteurs moteurs et psychiques : les idées deviennent mouvements ; d'autre part, les gestes et les paroles influencent les idées et les sentiments.

Les nerveux ont observé sur eux-mêmes qu'à force d'exécuter des mouvements vifs, des gestes impatients, ils augmentent leur inquiétude et s'émotionnent davantage. D'où il résulte qu'il faut habituer les enfants à s'imposer à eux-mêmes le calme dans leurs actions et leurs attitudes.

De plus, l'idée a de la puissance sur l'idée elle-même ; à force d'exprimer par les paroles, la tristesse et la méfiance de soi-même, on en arrive à les éprouver.

Beaucoup de malaises, insignifiants au début, gagnent en force par le fait seul qu'on en parle.

En résumé, la tâche qui incombe à l'éducation, c'est de cultiver la volonté et d'atténuer l'émotivité et la suggestibilité chez les enfants nerveux.

CHAPITRE X

MUSIQUE

En parlant des influences morales, au point de vue de l'hygiène, de la prophylaxie ou de la pathologie infantiles, on n'a pas le droit de passer sous silence les effets qu'exerce la musique sur l'organisme, sur ses fonctions physiques et les phénomènes psychiques qui en dépendent. Il est admis généralement que le plaisir musical dépasse en intensité le plaisir produit par d'autres formes de l'art. Ribot dit : « Quel est le plus émouvant de tous les arts ? La musique. Nul doute possible sur la réponse, élimination faite de ceux qui sont réfractaires à son action et qui doivent être récusés. Aucun art n'a une force de pénétration plus profonde, aucun ne peut traduire des nuances si ténues, des sentiments qui échappent à tout autre mode d'expression : ceci est admis à l'unanimité. »

L'expression de la musique est infinie, parce qu'elle éveille un nombre illimité de sentiments forts et nobles, d'émotions chaudes et colorées. Chacun peut comprendre ce qu'elle raconte, selon son émotivité individuelle, son intelligence, son instruction spéciale et surtout la prédisposition du moment. Ses interprétations peuvent subir des modalités multiples. C'est ainsi

que la gaité sera stimulée par elle et que la tristesse
pourra subir une accentuation d'intensité capable
d'aller jusqu'à la mélancolie.

La musique aussi éveille des états d'âme différents
de ceux qui peuvent exister au moment où son influence
commence à s'exercer; bruyante, elle invite à l'action;
lente et suave, elle porte à la douce rêverie; mystique,
elle exalte la piété des croyants. Elle peut être solen-
nelle et sévère, comme aussi enivrante et passionnée.

Plus que tout autre, la musique est un art qui
s'adresse à la sensation proprement dite. Elle joue donc
un rôle important dans l'ensemble des fonctions de l'organisme et doit, par cela même, intéresser le médecin,
tout aussi bien que l'éducateur chargé de veiller au
développement physique et moral de l'enfant.

On sait qu'on a cherché (surtout dans ces derniers
temps) à utiliser les effets de la musique pour le
traitement des maladies mentales. D'ailleurs, depuis
l'époque la plus reculée, des tentatives analogues
furent faites avec des résultats variés — quelquefois heureux, souvent douteux — pour apaiser les
souffrances ou guérir les diverses affections. Les
insuccès sont peut-être dus au défaut de méthode dans
l'application, ou au manque d'adaptation des divers
genres de musique aux diverses catégories de maladies. La thérapeutique, comme les autres connaissances,
progresse tous les jours. Dans l'évolution lente de
n'importe quelle branche de la science, on constate toujours, au début, le même phénomène : à part de rares
lueurs de vérité, prévues ou devinées par quelques
hommes de génie, toute une quantité d'erreurs gros-

sières engendrées par les préjugés et les superstitions, précède le triomphe définitif des dogmes scientifiques. Quelle différence, par exemple, entre la croyance à la possibilité de guérir la fièvre typhoïde et l'ascite au moyen des sons tirés de violons spéciaux, construits avec du bois officinal (peuplier ou autre), et les expériences, vraiment scientifiques, qu'on s'efforce maintenant de faire de tous côtés ! L'avenir est à la psychologie expérimentale, et, quand elle atteindra son plein développement, on trouvera réalisée dans l'hygiène et la thérapeutique une réforme à peine possible à entrevoir aujourd'hui.

Nous n'avons pas l'intention de faire un résumé, même rapide, des nombreuses expériences faites de nos jours sur l'action de la musique en physiologie, cela nous entraînerait trop loin. Nous voulons seulement en énumérer quelques-unes.

Influence de la musique sur l'activité neuro-musculaire.

Il résulte des communications faites par Tarchanoff, de Saint-Péterbourg, au Congrès international de médecine de Moscou en 1894, que, d'après des expériences faites par lui, la musique gaie et excitante fait renaître, dans une main fatiguée, les contractions des fléchisseurs. Au contraire, la musique triste, au rythme lent, affaiblit ou fait même disparaître ces contractions. Cette expérience est d'une importance énorme par ce qu'elle révèle que la musique, selon son caractère, exerce une action déprimante ou excitante sur l'activité musculaire. Tarchanoff conclut, en terminant sa communication, que l'application des effets de la musique doit trouver sa place en médecine ; que, seul, le manque de connaissance suffisante de ces effets explique la rareté relative du traitement des diverses maladies par l'art musical.

M. Féré a fait des expériences sur la pression dynamométrique. Il constate qu'elle va en croissant sous l'influence de l'excitation produite par une gamme montée ; puis l'ascension s'arrête, les excitations suivantes produisent des effets décroissants. Quant aux excitations auditives combinées, il est à remarquer que les morceaux tristes sont dépressifs et les morceaux gais excito-moteurs.

Effets de la musique sur la circulation. — Dogiel et Mentz, en Allemagne, ont fait de nombreuses expériences, le premier sur les animaux et sur l'homme. Des expériences de Mentz il résulte que les sons simples produisent du ralentissement du pouls si le sujet n'y prête pas tout spécialement son attention ; si, au contraire, il analyse le morceau, il y a accélération.

Patrizzi a fait une étude sur les rapports de la musique avec la circulation cérébrale. Son sujet, un garçon de treize ans, présentait une brèche dans les os du crâne. La musique a produit chez lui une augmentation de volume du cerveau. Des expériences musicales faites par Binet et Courtier il résulte que toutes ont produit l'accélération du cœur et de la respiration, et, par conséquent, ont amené l'excitation du système nerveux.

La plupart des auteurs citent l'influence favorable de la musique sur les fonctions digestives, ce qui explique peut-être en partie l'usage répandu depuis la plus haute antiquité de faire figurer des musiciens aux festins. Dans quelques hôpitaux d'Italie on a l'habitude de faire jouer de l'orgue pendant les repas des malades.

MM. Dauriac et Rochas ont expérimenté l'influence de la musique sur les sujets en état d'hypnose. Ils ont constaté qu'il y a un rapport entre l'attitude et les émotions qui peuvent être inspirées par la mélodie d'un morceau joué. Il y a des sujets qui répondent aux excitations musicales par des réactions motrices appropriées ; chez d'autres, la musique exerce son pouvoir sur l'imagination visuelle. — « Une phrase musicale, dit M. Dauriac, se compose d'une suite de notes, d'une suite de rythmes. Elle a son mouvement, elle a son timbre, elle a sa mesure. Sans varier la succession mélodique, faites varier ou le timbre ou la mesure, ou le mouvement ou le rythme ; obtiendrez-vous des variations dans les attitudes ? L'hypothèse n'a rien d'invraisemblable ; elle s'est réalisée sous nos yeux. N'est-il pas naturel, en effet, que l'expression d'une phrase musicale prenne sa source dans le caractère expressif propre à chacun de ses éléments ? »

De tout temps, on a essayé les effets de la musique sur les aliénés. Esquirol dit : « Je sais quelques auteurs, les anciens surtout, qui ont écrit sur le pouvoir de la musique. J'ai lu des faits rapportés par des médecins dignes de foi. J'ai dû essayer de la musique comme moyen de guérir les aliénés. J'en ai essayé de toutes les manières et dans les circonstances les plus favorables au succès. Quelquefois elle a irrité jusqu'à provoquer la fureur ; souvent elle a paru distraire, mais je ne peux dire qu'elle ait contribué à guérir. Elle a été avantageuse aux convalescents. »

J. S.

Malgré ces succès très insignifiants et très relatifs, Esquirol ne manque pas d'engager ses successeurs à poursuivre les essais commencés.

Pinel émet une opinion contraire à celle d'Esquirol.

« C'est par le charme de la musique, dit-il, dans son *Traité médico-philosophique, sur l'aliénation mentale*, par l'émotion vive et profonde, qu'on peut produire des changements durables de cette nature ».

Leuret déclare qui si les essais d'application de la musique au traitement des maladies mentales n'ont pas donné les résultats souhaités, c'est que les cas n'étaient pas suffisamment variés et multipliés. Lui-même utilisa le chant dans le traitement de l'hypocondrie et de la monomanie.

Trélat cite l'influence de la musique sur les imbéciles et les idiots de la Salpêtrière. Legrand du Saulle et Laurent signalent de ce fait plusieurs améliorations.

M. Bellet dit, dans sa thèse sur les obsessions. « Nous avons trouvé sur ce point des avis bien différents. Un de nos amis, obsédé par la peur de la mort, était immédiatement soulagé par l'audition d'un morceau de piano. Par contre, un malade qui aimait beaucoup la musique autrefois, ne peut plus entendre de sons musicaux depuis qu'il est atteint de son obsession. »

M. Laborde décrit dans la *Semaine médicale* (numéro du mois de mai 1901) les effets des sons musicaux chez les anesthésiés par le protoxyde d'azote. On observe souvent dans cette anesthésie des manifestations psychiques de nature terrifiante avec cris et agitations. M. Drosmer, dentiste, ayant substitué au bruit accidentel des sons musicaux agréables, l'anesthésie s'effec-

lue, dans ces conditions, sous le charme de la musique,
sans rêves ni cauchemars. M. Laborde explique ce
fait de la manière suivante : « Il s'agit, en somme, d'une
influence psycho-physiologique directement exercée
sur les centres perceptifs des sensations auditives
musicales, lesquelles ont pour effet de modifier dans
un sens favorable l'action psychique de la substance
anesthésiante, en substituant à la provocation du rêve
terrifiant celle du rêve musical. »

La musique agit sur les tendances motrices, communique de l'activité aux organes, règle leurs mouvements,
leur donne de la force. Son influence sur la marche et la
danse est indiscutable ; elle diminue le sentiment de
souffrance provoqué par des exercices pénibles. Le
soldat, torturé par la faim ou la soif, brisé par la fatigue,
oublie ses maux et accélère sa marche sous l'influence
d'une musique alerte et rythmée. Celle-ci éveille en lui
des émotions belliqueuses, portant dans tout son organisme une forte excitation physiologique ; sa cellule
cérébrale ébranlée stimule ses fonctions intellectuelles,
lui rappelle la nécessité d'accomplir son devoir, lui
montre les dangers dont la patrie est menacée, le bonheur des victoires à remporter, et l'enivre par la vision
anticipée de la gloire qui l'attend. Electrisé, au moment du danger, par les accents bien connus de la
marche guerrière, il surmonte avec entrain les obstacles qui lui paraissaient naguère infranchissables.

Dès la plus haute antiquité les hommes ont admiré
et cultivé la musique, la considérant comme l'art le
plus capable « d'adoucir les mœurs » et de calmer les
passions. Ne procure-t-elle pas, en effet, les multiples

émotions qui bouleversent l'être moral, qui changent l'ordre des idées, en excitant les facultés imaginatives, en éveillant, par la douceur pénétrante de la mélodie, une foule de sentiments endormis ?

Les sons combinés, suivant les modalités les plus diverses, séparés par des intervalles de longueur différente, forment de véritables phrases dont chacune traduit les émotions du compositeur : c'est à l'auditeur de les comprendre ; celui-ci, selon son tempérament, laissera passer les unes inaperçues, tandis qu'il en ressentira d'autres d'une façon très vive. De même, dans un discours, tous les assistants entendent les paroles prononcées. Les individus d'un égal niveau intellectuel saisissent, à peu près de la même manière, leur signification générale ; mais les détails, les sous-entendus de l'orateur, les plus subtiles finesses de jugement et d'intuition qu'ils contiennent sont interprétés différemment : beaucoup même restent incompris.

Les expériences de psycho-physiologie démontrent que les réactions à la musique varient avec la dissonance ou la consonnance des sons, avec leur nature, leur hauteur, leur timbre, leur intensité. Elles sont aussi très différentes suivant les individus, le développement du sens musical, suivant les nationalités, les influences du milieu, du genre de vie, de la culture, de l'imagination.

Pourtant il ne faut pas affirmer d'une façon générale que l'émotion musicale présuppose toujours une éducation particulière. Il y a des sujets qui, pour ainsi dire, *savourent la musique avec leurs nerfs*, sans la comprendre autrement. « Les consonnances ou dissonances relatives composées de tierces majeures ou de tierces mineures, font sur l'organisme des effets agréables ou pénibles et indépendamment de toute impression ou de tout jugement esthétique » (M. Dauriac).

Les sons musicaux ou le timbre des sons produiront simplement la commotion agréable évoquant les émotions. C'est surtout l'émotivité individuelle qui conditionne, à une série de degrés variables, la force de réaction de l'individu vis-à-vis de la musique. Tels sujets restent à l'audition plus ou moins calmes et indifférents, tels autres, au contraire, éprouvent des émotions si fortes qu'elles en deviennent presque douloureuses et angoissantes. Alors que les premiers analysent, observent, étudient, réfractaires aux effets de la musique — comme d'ailleurs aux autres émotions — les seconds, qui vivent moins par leurs facultés intellectuelles que par leurs états affectifs, reçoivent l'impression avec un enthousiasme irréfléchi. Ce sont de ces êtres qui ont des larmes pour toutes les souffrances comme aussi des sourires pour toutes les joies. Il y a chez eux une adaptation parfaite des émotions à chaque genre musical.

La musique éveille les idées, en provoquant une excitation cérébrale analogue à celle de l'alcool. Elle peut donc favoriser le travail intellectuel en stimulant les facultés psychiques.

Que de souvenirs — auxquels sont liés le regret nostalgique de la patrie absente ou d'autres impressions douloureuses — qui sommeillaient dans l'esprit, sont subitement évoqués par l'audition fortuite d'un air entendu jadis !

Les personnes impressionnables éprouvent, du fait de la musique, les phénomènes nerveux les plus accusés. Tel morceau, même gai et entraînant, plongera les uns dans une tristesse pouvant aller jusqu'à la mélancolie ; chez d'autres, un concert un peu long produit une excitation cérébrale telle que, les nuits suivantes, ils sont privés de tout sommeil. On sait que l'émotion musicale, portée à son comble, peut provoquer la syncope. Ce fait est facilement explicable par les phénomènes circulatoires qui sont en cause. Cl. Bernard démontre que le dicton populaire : « le cœur est brisé de douleur ; le cœur est gros » a sa raison d'être. « Le cœur s'arrête si l'impression douloureuse a été soudaine ; le sang n'arrivant plus au cerveau, la syncope et les crises nerveuses en sont la conséquence ». Le frisson qu'éprouvent certains individus sous l'influence de la musique s'explique par une vaso-constriction périphérique.

Toutes ces sortes d'émotions sont évidemment subies d'une façon différente par l'exécutant et par l'auditeur. Le premier (nous supposons naturellement qu'il s'agit d'un véritable artiste), grâce à son instruction spéciale, au développement de son goût musical, à son exquise sensibilité, éprouvera un plaisir qu'il ne sera pas toujours donné au second de ressentir. « Tout mon être, dit Berlioz[1], semble entrer en vibration pendant une audition de bonne musique. C'est d'abord un plaisir délicieux où le raisonnement semble

[1] Soula, *Essais sur l'influence de la musique*, thèse, Paris, 1883.

n'entrer pour rien. L'habitude de l'analyse vient ensuite d'elle-même, fait naître l'admiration, l'émotion, croissant en raison directe de l'énergie ou de la grandeur des idées de l'auteur, produit successivement une agitation étrange dans la circulation du sang ; mes artères battent avec violence ; les larmes qui, d'ordinaire, annoncent la fin du paroxysme, n'en indiquent souvent qu'un état progressif qui doit être de beaucoup dépassé. En ce cas, ce sont des contractions spasmodiques des muscles, un tremblement de tous les membres, un engourdissement total des pieds et des mains ; une paralysie partielle des nerfs de la vision et de l'audition ; je n'y vois plus, j'entends à peine — vertige, évanouissement. »

Berlioz cite encore le cas d'un musicien provincial qui fut saisi d'un sentiment de mélancolie, d'origine musicale tellement profonde, qu'il termina ses jours par le suicide. « Sous l'empire des sentiments passionnés qu'avait fait naître *la Vestale*, de Spontini, il ne put supporter l'idée de rentrer dans notre monde prosaïque, et, pensant qu'il avait atteint le maximum de bonheur réservé à l'homme sur la terre, un soir, à la porte de l'Opéra, il se brûla la cervelle. »

Que conclurons-nous de ces multiples exemples, à propos du rôle que doit jouer la musique dans l'éducation ? Ici, encore, il faut envisager les deux cas qui peuvent se présenter : l'enfant exécuteur, l'enfant simple auditeur.

Pour le premier cas, citons M. Dauriac : « On questionnait Gounod sur le nombre d'heures qu'une jeune fille devait, par jour, consacrer à l'étude du piano : « Aucune, répondit le maître, à moins qu'elle n'en doive faire son métier. » Peut-être Gounod avait-il constaté l'effet déprimant des émotions musicales intenses. Or, quand on ne réagit pas contre ces émotions, on en devient inutilement l'esclave. »

Il y a certainement de l'exagération à vouloir priver toute jeune fille du plaisir que procure la culture de la musique. Il serait même injuste et cruel d'entraver le développement d'un sentiment qui aide à mieux comprendre tous les charmes de la nature, toutes les jouissances offertes par l'art, et, en général, tout ce qu'il y a de noble, de beau et d'élevé. Aux heures de découragement, de déceptions, de tristesse, le musicien — artiste ou amateur — trouve dans l'harmonie une distraction douce et réconfortante qui peut l'arracher aux griffes de la mélancolie. Pourtant, ne l'oublions pas, tout dépend du tempérament et de la force de réaction du système nerveux. Chez les prédisposés aux idées noires, bien souvent la pratique de la musique exaspère les tendances hypocondriaques, les rend taciturnes et irritables.

Nous n'exagérons donc pas en affirmant que la musique *peut être très dangereuse* chez les enfants nerveux qui aiment celle-ci passionnément et l'exécutent avec un sentiment parfait des nuances, comprenant *trop bien* l'œuvre qu'ils traduisent, y mettant toute leur âme et vibrant des mêmes émotions qui ont animé l'auteur. Ce courant de sympathie artistique a ses conséquences fatales. Si ces enfants sont, de leur naturel, portés à la tristesse, si cet état d'âme est exagéré par l'exécution d'un morceau de musique, s'ils sont exposés fréquemment à ces fortes émotions, leur organisme ne tardera pas à subir des troubles graves.

« De même que la surexcitation de l'appareil visuel donne lieu à des vertiges, la surexcitation de l'appareil auditif peut s'irradier au cerveau et s'y manifester par la céphalalgie et, quelquefois, par des symptômes plus graves. En général, les personnes qui, dans les études musicales, exercent leur appareil auditif de manière à apprécier les plus légères différences qui existent entre les sons, ne se distinguent pas seulement par leur impressionnabilité auditive, mais encore par leur impressionnabilité générale, tant est grande la sympathie qui unit le nerf acoustique à la centralité cérébro-rachidienne » (Cerise).

Nous avons connu une fillette qui prit une crise sous l'influence du morceau de piano qu'elle exécutait. Les enfants, que des parents, illusionnés sur leurs capacités réelles, poussent à une étude prolongée de la musique, dorment mal et sont constamment surexcités.

Que de victimes de cette surexcitation parmi les maîtres et maîtresses de musique ! Chez ceux-ci, en effet, au surmenage produit par les longues soirées consacrées aux leçons, par la nécessité de diriger l'attention de leurs élèves, s'ajoute encore la véritable commotion que les sons musicaux répétés exercent sur la substance nerveuse.

Le D' Möos, d'Heidelberg, dans les *Annales médico-psychologiques* de 1869, cite deux cas d'hallucinations (on sait qu'en général ces dernières sont rares) produites à la suite de longues séances de musique. La perception subjective des sons dura plusieurs heures après chaque leçon, chez un professeur de musique. Dans l'autre cas, elle dura quinze jours. Moos explique ce phénomène par la persistance de l'impression sur le nerf acoustique.

Chez l'enfant simple auditeur, les inconvénients signalés plus haut existent également, quoique à un degré moindre. L'excitation dépendra aussi du genre d'instruments entendus. Nous signalerons, en passant, le violon comme étant reconnu le plus capable d'émouvoir les états affectifs.

Enfin, il est hors de doute que le maximum de surexcitation nerveuse revient aux spectacles et aux opéras. A la musique instrumentale s'ajoute le chant. L'impression auditive, doublée encore de l'impression visuelle produite par les acteurs et les décors, l'heure tardive de la représentation, la lumière artificielle, l'accumulation de la foule, tout cet ensemble concourt à produire une certaine exaltation d'esprit. Ajoutons en dernier lieu, l'impression morale se dégageant de la pièce elle-même, les scènes tristes ou terrifiantes, les dénoûments tragiques, cris déchirants, coups de poignards, etc..., et nous comprendrons facilement l'ébranlement nerveux que subira le cerveau de l'enfant. Ce n'est pas ce genre de spectacles qui lui convient ; il est trop en opposition avec les exigences physiologiques et les lois psychiques de son âge.

CHAPITRE XI

HABITUDE

La neurasthénie a pour effet d'entraver le libre fonctionnement de l'intelligence, de la sensibilité, de la volonté, et, consécutivement, de porter atteinte à l'activité de l'individu.

Cet amoindrissement de la personnalité a pour origine primitive des causes physiques ; mais les influences morales, intrinsèques (autosuggestion, concentration morbide de l'attention, émotivité) ou extrinsèques, (chagrins et ennuis), viennent les compliquer et les aggraver encore.

D'autre part, les mêmes facultés psychiques sont d'autant moins sujettes à être troublées par l'insuffisance nerveuse qu'elles seront plus vigoureusement développées, plus fortement organisées.

C'est donc à ce titre que nous avons regardé l'éducation comme un facteur puissant, tantôt salutaire, tantôt nuisible, suivant les cas.

Dans le courant de notre travail, nous avons signalé les facultés psychiques atteintes par la neurasthénie et nous nous sommes efforcée d'indiquer les causes capables d'entraver leur développement dans l'enfance ou de faciliter au contraire leur évolution normale en les préservant, à un certain degré, de la déchéance qu'amènerait la névrose. Mais, en parlant de l'activité de l'individu, et de l'évolution de ses facultés psychiques, on ne doit pas négliger le rôle qu'y joue l'habitude.

Nous parlerons donc de l'habitude et de ses rapports avec la volonté, la sensibilité, l'intelligence et l'activité individuelle. Une remarque s'impose, au préalable, à savoir que les nerveux semblent prédisposés à contracter des habitudes plus facilement que les sujets normaux ; du moins, une fois ces habitudes prises en sont-ils plus esclaves que les autres. L'affaiblissement de la volonté, l'asthénie psychique et, peut-être même, l'asthénie physique, rendent inefficace la lutte contre l'habitude constituée. Une opération intellectuelle préparée par l'habitude est plus facilement exécutable qu'une opération nouvelle, surtout si elle est en contradiction avec la première. Cette activité nouvelle est toujours accompagnée d'un effort dont le système nerveux, épuisé, n'est plus capable.

Toute répétition augmente la puissance et facilite l'exécution du mouvement en le rendant, en quelque sorte, automatique. D'une part, cet automatisme cérébral exagéré chez les nerveux, d'autre part, la force du contrôle, diminuée, par cela même, doivent contribuer à la formation des habitudes.

Il suffit, dit M. Lemoine, qu'une chose nous ait frappés par sa beauté ou son étrangeté, ou pour tout autre émotion, qu'elle ait produit en nous une grande dou-leur, une vive joie, une forte impression, de quelque nature soit-elle, pour que cette chose soit gravée dans notre mémoire, non pas comme sur la cire, mais comme sur l'airain, pour que l'image en soit toujours prête à apparaître à l'occasion avec les plus vives couleurs et le cortège, devenu habituel, des sentiments et des idées qui en ont accompagné la première impression. »

C'est dans l'intensité des impressions, c'est dans la puissance avec laquelle s'exécute la première action, c'est dans la force avec laquelle une idée frappe le nerveux impressionnable qu'il faut chercher la raison de cette facilité.

Th. Reid dit : « Nul ne peut expliquer comment nous acquérons de la facilité ou du penchant à faire ce que nous avons souvent pratiqué. »

M. Lemoine tâche, non pas de donner la raison finale du phénomène, qui, à son avis, nous échappe, mais d'en chercher une explication plausible dans toute l'énergie spontanée de l'action, dans la propriété qu'elle possède de s'accroître en se déployant, de diminuer dans le repos, de renaître plus vigoureuse dans l'activité. Agir, c'est accroître la force d'agir. Chaque puissance, exercée d'une façon spéciale, gagne en force, et l'habitude d'une activité est constituée par la répétition.

Au point de vue de l'intelligence, l'habitude joue un grand rôle dans les associations d'idées. Elle augmente la puissance de toute énergie qui s'exerce. Dans le cas de l'énergie intellectuelle, l'habitude accroît la puissance dans la forme déterminée où s'est exercée cette énergie.

Au point de vue des opérations psychiques, les qualités comme les défauts s'accroissent par les efforts de l'habitude. La paresse intellectuelle sera soutenue par l'ignorance. Le désir de connaître sera stimulé par le plaisir que procure cette connaissance, mais, en dehors de cet effet, l'acte de connaître accroît la puissance de connaître.

C'est un fait connu que l'esprit actif est constamment en éveil, conservant une vigueur et une jeunesse que les années ne parviennent pas à lui enlever. Le fer se rouille dans le repos ; pareillement, l'inaction semble endormir l'esprit et précipiter son déclin.

Quant aux rapports de l'habitude avec la sensibilité, ils sont tout autres que ceux de l'habitude et de l'intelligence. La sensibilité obéit aux lois de l'habitude, mais à un point de vue spécial ; tandis qu'elle s'accroît dans l'habitude active, elle s'émousse, au contraire, dans l'habitude passive, elle finit même par s'évanouir malgré la persistance de la cause qui lui a donné naissance. La sensibilité, l'émotion, le plaisir ou la souffrance s'engourdissent petit à petit, passent successivement par différentes phases, peuvent même perdre leur caractère primitif et se transformer en sensations contraires.

Les rapports de l'habitude avec la volonté sont discutés. D'après M. Lemoine, dans les cas où l'habitude résulte de la reproduction volontaire de l'acte, elle est elle-même le fruit de la volonté. Le premier acte voulu c'est déjà le germe de l'habitude, qui va périr si la volonté n'intervient pas pour amener une répétition de l'acte libre. Au début, l'habitude naissante joue un rôle insignifiant dans le renouvellement du phénomène ; elle ne peut vivre encore que par la volonté et elle serait anéantie, si la volonté s'avisait de vouloir autrement qu'elle n'a voulu. Mais, à mesure que l'habitude grandit, la volonté, sachant que les choses iront désormais à son gré, semble vouloir lui céder le pas. Elle n'intervient qu'en cas de nécessité pour surveiller les écarts d'une activité imprudente. »

M. Lemoine trouve que l'habitude c'est le progrès lui-même. « L'habitude n'est donc pas une puissance fatale, dans laquelle s'anéantit la volonté qui la crée, c'est au contraire la volonté elle-même qui se perpétue à travers les moments successifs de la durée. »

L'auteur, on le voit, ne tient compte que des bonnes habitudes, exclusivement. Pourtant, il en est aussi de vicieuses. Au point de vue de *l'hygiène des nerveux*, s'il y a de l'importance à stimuler les premières, il est non moins important de constater les secondes, puis de les prévenir, car, même jugées inoffensives, elle ne contribuent ni au progrès, ni au bonheur de l'individu.

Ce n'est pas toujours que se contracte l'habitude de bien penser et de bien agir. Si les habitudes des actes volontaires ont pris naissance sous la surveillance de la volonté, il en est d'autres qui découlent d'un acte spontané, simple fait du hasard, et qui se constituent par répétition fortuite de ce même acte.

La volonté elle-même contracte des habitudes qui lui viennent du dehors sous l'influence de l'éducation. L'enfant tout jeune n'a pas de volonté ; chez lui, cette faculté se forme petit à petit et se modèle suivant les lois de l'hérédité, du tempérament et le milieu moral où il vit. Sa raison ne sait ni ne peut réagir contre les conditions qui, insensiblement, créent dans son caractère une foule d'habitudes bonnes ou mauvaises.

L'être moral et psychique, doué d'une souplesse extraordinaire, se façonne, se moule aux exemples, aux mœurs et aux volontés d'autrui. « Qu'est-ce d'ailleurs que l'éducation, sinon la mise en œuvre de sentiments puissants pour créer des habitudes de penser, d'agir, c'est-à-dire pour organiser en l'esprit de l'enfant des systèmes liés d'idées avec des idées ; d'idées avec des sentiments, d'idées avec des actes » (Payot).

Si le caractère commence à se former dans l'enfance sous l'effet des influences citées, n'oublions pas que la vie entière est une école. Les réflexions auxquelles poussent les circonstances, et l'expérience, souvent douloureuse, résultant d'un antagonisme entre les tendances et les exigences sociales, modifient parfois profondément, la conception primitive des choses. La vie des êtres, en effet, est basée sur l'*association*. Cette dernière a l'avantage de procurer à ses membres une foule de facilités ; en revanche, elle leur impose parfois des devoirs et des charges pénibles. Les milieux changent tour à tour ; les nouvelles circonstances exigent une série de nouvelles adaptations amenant ainsi la métamorphose de l'individu.

Que de fois, dans la plénitude de son activité intellectuelle, l'homme continue à subir les lois tyranniques des habitudes contractées dans l'enfance ! Il faut un effort inouï de la volonté et de la raison pour les combattre victorieusement.

S'il est vrai que les nerveux ont plus de difficulté à rompre avec ces anciennes attaches que les sujets d'une santé normale, on ne saurait jamais trop insister sur la nécessité de suivre de près, attentivement, la formation des habitudes, les manières d'agir, de penser et de vouloir chez l'enfant. Prévenons donc la formation des habitudes vicieuses et stimulons l'apparition des bonnes: nous rendrons ainsi aux enfants nerveux, hommes futurs, un immense service en leur donnant la possibilité d'échapper à une névrose, laquelle peut résulter, ou directement, de certaines habitudes ou, indirectement, des difficultés et complications de la vie. Les bonnes habitudes, telles que celles de l'activité suivie et méthodique, feront accomplir la tâche, tout naturellement, sans efforts ni lutte.

Nous avons parlé de la tendance qu'ont les neurasthéniques à *remettre au plus tard* leurs décisions, de cette inexactitude dans toute leur façon d'agir, de la lenteur de leur activité, de leurs défections en face du devoir. Il faut en rechercher les causes dans la maladie elle-même, et nous les avons énumérées; mais on comprendra très facilement qu'un enfant, à qui on n'a pas donné l'habitude de la méthode, succombera du premier coup sans même essayer de lutter aux assauts de la névrose.

Les idées fixes des neurasthéniques ne sont pas, la plus souvent, de vraies idées fixes telles qu'on en constate chez les aliénés; elles n'offrent pas non plus la même gravité : c'est la prédominance d'un certain groupe d'états de conscience revenant continuellement dans toutes les opérations psychiques; c'est une éternelle préoccupation, soit un chagrin gravé dans la mémoire (pour un temps disproportionné avec l'importance de la cause occasionnelle), soit un souci angoissant de l'avenir, un vif regret du passé, un mécontentement général de toutes les actions.

Si l'affaiblissement de la volonté — nous l'avons dit — prédispose aux idées fixes, n'oublions pas de signaler l'influence de l'habitude et des lois qu'elle impose à l'attention, contrainte, par la répétition, de se concentrer toujours sur un même point.

L'habitude, augmentant la puissance de l'énergie qui s'exerce, accroît aussi le besoin qu'a cette énergie de s'exercer à nouveau et de la même manière. Elle répète les pensées comme elle répète les mouvements.

Les neurasthéniques se rendent parfaitement compte que cet état de choses ne peut les mener qu'à l'affaiblissement de leur intelligence, à l'amoindrissement de leur personnalité morale, à l'aggravation de leur état de santé, mais ils ne sont pas maîtres d'eux-mêmes. La volonté affaiblie est impuissante à combattre cette habitude formée. On voit donc qu'à côté des habitudes créées par la volonté, surveillées et dirigées par elle (aides fidèles de la raison, concourant au développement du progrès) il en est d'autres, chez les sujets nerveux ou prédisposés aux névroses, qui sont engendrées par les états affectifs. Au début, la volonté assiste passive à la formation de ces habitudes ; plus tard, quand le malade, épuisé, réclamera son aide pour secouer le joug qui l'oppresse, elle sera incapable de le seconder dans ses efforts. Il ne faut pas non plus perdre de vue les cas où la volonté, faisant exécuter et répéter certaines actions, peut être regardée comme mère de l'habitude.

Cette habitude naissante n'offre rien de mauvais, primitivement, mais les circonstances changent et les faits peuvent acquérir une valeur toute différente de celle qu'ils avaient jadis. Ce qui était insignifiant, ou à peu près, peut devenir funeste à l'individu affecté ultérieurement d'une névrose quelconque.

Que les parents s'efforcent de contrôler, chez leurs enfants, toutes les *inflexions* de leur âme, de favoriser la systématisation de leur activité, de stimuler, par tous les moyens possibles, l'accomplissement exact de leur devoir, de surveiller toutes les tendances en voie de formation, qui, avec le temps, deviendront des habitudes. Ces dernières ne sont-elles pas le lien qui noue solidement le passé de l'enfant avec l'avenir de l'adulte?

Si l'éducation présente, en général, d'énormes difficultés, à plus forte raison celle des enfants nerveux exigera-t-elle beaucoup de tact, d'intelligence et de dévouement. Il va sans dire qu'il importe surtout de les armer contre eux-mêmes, de faire l'éducation de leur volonté, sachant bien que, malgré tout, elle n'aura jamais la vigueur normale. Il faut s'efforcer d'avance d'aplanir les voies où ils devront passer, d'écarter les obstacles, les difficultés disproportionnées à leur force, prévenir, à tout prix, la constitution des habitudes vicieuses, pour que la volonté qui les combattra plus tard ne se consume pas elle-même dans une lutte stérile. Il faut créer en outre de *bonnes* habitudes qui viendront en aide, au contraire, à cette même volonté défaillante.

Dans *The Journal of mentale Science*, (numéro de juillet de 1897), Henri Kesteven fait une étude sur l'habitude et son influence dans la production des maladies mentales. Il définit l'habitude : « une action nerveuse volontaire, qui, par ses répétitions, tend à devenir automatique. » D'après lui, les habitudes morbides peuvent provenir de l'abandon de l'homme à ses instincts, des conditions cérébrales héréditaires, d'un manque d'éducation ou d'une éducation vicieuse. L'auteur attribue une grande importance aux habitudes bonnes qui servent d'armes dans la lutte pour la vie. L'intelligence, la volonté, les affections gagnent ou perdent suivant qu'elles contractent de bonnes ou de fâcheuses habitudes.

Il est certain que trop d'exclusivisme dans le développement d'une seule habitude, même bonne, au détriment des autres, peut porter préjudice à l'intelligence, à l'activité et même à la sensibilité de l'individu. De même que la suppression artificielle ou l'arrêt accidentel de développement d'un sens est compensé par l'acuité fonctionnelle d'un autre sens, ainsi la concentration de tous les efforts de l'éducateur sur la formation d'une *seule habitude* augmente son intensité en la faisant profiter des réserves accumulées au profit des autres. Cette habitude unique, si favorable soit-elle, entrave l'initiative personnelle, pousse à l'étroitesse dans les conceptions et à l'emploi persistant d'une méthode exclusive de raisonnement. Il en résulte naturellement une obstination opiniâtre dans les jugements, et, au point de vue de la sensibilité, une culture intempestive de certains états affectifs aux dépens d'autres; l'aboutissant fatal en est le sentimentalisme.

Les neurasthéniques sont des minutieux; or, nous constatons que leur défaut prédominant est le manque d'ordre et de méthode. N'en soyons pas choqués : les tendances contraires, chez le même individu, ne s'excluent pas toujours. Chez les neurasthéniques, la minutie alterne donc avec le désordre et résulte, d'une part, de la persistance de certains états affectifs, d'autre part, de leur inquiétude, de leur lassitude, du manque de méthode dans toutes leurs actions. Ils s'en rendent très bien compte, obligés qu'ils sont d'en payer les conséquences au prix de durs sacrifices. Ils tombent d'un excès dans l'autre.

L'exclusivisme, dans la culture d'une seule habitude offre un autre inconvénient, celui d'imposer au nerveux des exigences auxquelles il doit satisfaire sous peine de créer en lui un état d'inquiétude et d'anxiété très prononcé, lui faisant perdre — et quelquefois pour longtemps — son équilibre moral. Les changements de condition dans la vie s'accompagnent de changements dans l'activité. La minutie en *figeant*, pour ainsi dire, les pensées et les affections dans l'état d'habitude, empêche leur adaptation aux circonstances nouvelles, et pourtant cette adaptation est indispensable au calme et à la santé morale de l'individu.

« Laissons aller la vie, dit Amiel, il faut savoir, à certaines heures, jeter par-dessus bord tout son bagage de soucis, de préoccupations et de pédanterie, se refaire jeune, simple, enfant, vivre de l'heure présente, reconnaissant et naïf. » L'oubli du chagrin s'impose donc dans la mesure du possible.

Quelques mots, maintenant, sur la nécessité de combattre les habitudes contractées chez les enfants nerveux. Il nous semble qu'ici deux faits importants sont à noter : soit, la *brusque rupture* des habitudes formées, ou la lutte par des moyens *directs* et par des moyens *indirects*.

Il y a des habitudes lentement et progressivement contractées, fortement organisées, qui sont passées à l'état de seconde nature. Elles sont d'autant plus stables qu'elles ont pris naissance dans le milieu qui leur convenait, par la ressemblance existant entre les éléments de l'habitude et les penchants héréditaires, l'organisation physiologique ou pathologique de l'individu. En vertu de l'analogie entre la constitution primitive de l'énergie spontanée, individuelle, et l'énergie accrue par répétition, il y a une attraction mutuelle et sympathique. Ici, il ne s'agit pas de l'accommodation difficile de la force individuelle aux conditions nouvelles imposées par l'habitude ; sa puissance n'a pas été subie, elle a été consentie. Rompre ce genre d'habitude, au moyen d'une énergique et brusque intervention, équivaut à briser la nature de l'homme ; combattre les habitudes veut dire leur opposer des conditions nouvelles, qui répugnent à l'individu et contrarient ses inclinations. Ou bien il opposera une résistance absolue, ou bien cette violence s'effectuera au détriment de sa santé.

Il sera moins rebelle, au contraire, à l'action lente et continue, prudemment apportée de la lutte par les moyens indirects. Une énergie de provenance étrangère opposée à son énergie individuelle, augmentée encore par celle de l'habitude, ne provoquera chez lui aucune révolte ; sa présence sera moins perçue que devinée et pourtant son influence directe, insensible, n'en sera pas moins efficace. Le lierre, enfonçant doucement ses racines dans l'écorce de l'arbre qui le nourrit, ne finit-il pas par l'étreindre solidement d'une ceinture verdoyante? De même, une notion intellectuelle nouvelle, sous une forme attrayante, insinuée tous les jours dans la conscience, y empiétera sur les divers groupes des représentations affectives; elle va en élargissant de plus en plus son rayon d'action. L'esprit éclairé, la volonté raffermie, le moral anobli vont alors combattre, par leurs propres forces, les habitudes vicieuses.

Un poison, introduit dans l'organisme à doses massives, provoque la mort; absorbé à doses minimes, mais répétées, il produit des effets thérapeutiques salutaires, l'assimilation lente faisant accroître l'énergie de la résistance.

Il y a des habitudes à peine formées qui sont en désaccord avec les tendances individuelles; les actes qu'elles imposent sont peu conformes au développement naturel de l'individu; elles sont subies, à peine tolérées. Celles-ci, très faciles à combattre en raison de leur inconsistance, sont justiciables de la *brusque rupture.*

Nous terminerons par cette citation de Paulhan :

« Quand une tendance arrêtée a peu de force, il est rare que son arrêt donne lieu à des phénomènes affectifs. Il est facile, en général, de renoncer à une habitude prise de la veille, parce que, en n'exécutant pas l'acte que cette habitude tend à suggérer, non seulement on arrête l'impulsion, mais encore on la fait disparaître. »

CHAPITRE XII

L'ALCOOLISME CHEZ L'ENFANT

« Est-il vrai que c'est avec le bon
vin que coulent les beaux vers, que
le feu du ciel embrase la pensée,
alors que le feu de l'ivresse embrase
l'économie ? » (RÉVEILLÉ-PARISE).

L'alcool, qui allume l'imagination, qui donne à l'intelligence la vivacité, qui crée l'abondance des idées, quel état psychique agréable ne produit-il pas? Combien de gens y ont trouvé l'oubli de leurs souffrances, combien d'âmes brisées y ont noyé leur chagrin. Malheureusement, quels effets funestes n'a-t-il pas ! Une minute de consolation, quelques moments de gaîté se paient cher urant toute la vie.

Que d'individus se précipitent inconsciemment dans cet abîme profond, auquel on peut comparer l'alcoolisme. Combien de victimes de ce fléau de l'humanité remplissent les hôpitaux !

L'abus de l'alcool retentit sur tout l'organisme, mais sans aucun doute son action sur le système nerveux est la plus funeste. Pour mettre en relief le rapport qui existe entre l'alcoolisme et la névrose qui nous intéresse, citons les paroles de M. Bouveret : « Certaines intoxications conduisent à la neurasthénie. Elle n'est point rare chez les alcooliques, ceux surtout qui font usage des alcools concentrés. »

Plus loin, parlant de la façon toute spéciale de l'idiosyncrasie suivant laquelle les neurasthéniques réagissent à l'influence de certains médicaments ou de certains agents physiques, il ajoute : « Certains patients ressentent très vivement les effets de l'alcool, dont la plus faible dose cause des symptômes d'ébriété ; d'autres, au contraire, en supportent impunément de grandes quantités, et ils paraissent même en éprouver un réel soulagement de leurs souffrances; aussi sont-ils de la sorte facilement conduits à la dipsomanie et quelquefois à l'intoxication alcoolique. »

A l'appui des opinions courantes, qui considèrent l'alcool comme cause prédisposante de la neurasthénie, apportons l'avis de M. Teissier, qui accorde une grande importance à la neurasthénie d'origine toxique (tabagique et alcoolique). Il ne sera pas inutile de donner non plus l'opinion de M. Mathieu : « En résumé, dit-il, il peut être considéré comme acquis, que l'usage habituel de la plupart des substances qui agissent comme neurostimulant ou neurodépresseur, peut, chez les individus prédisposés surtout, amener l'apparition de phénomènes de neurasthénies. Il faut citer en première ligne, l'alcool, le tabac, le café, le thé, qui prennent place dans nos habitudes sociales, et, en seconde ligne, l'éther, la morphine, le chloroforme, la cocaïne, dont on ne fait abus que d'une façon exceptionnelle. » M. Levillain admet aussi l'étiologie alcoolique de la neurasthénie. Il ajoute que les neurasthéniques ont besoin d'excitants et qu'ils acquièrent ainsi les habitudes de l'alcoolisme.

« Il y a, dit M. Grasset, une neurasthénie toxique, comme une hystérie toxique dont la cause est le tabac, l'alcool ou le plomb... » L'étude étiologique de la neurasthénie a une grande importance pratique, parce que c'est d'elle que découle le traitement hygiénique de la maladie. Bien d'autres auteurs ne nient pas non plus l'influence de l'alcoolisme comme cause prédisposante de la neurasthénie.

De sérieux travaux ont été faits sur la fréquence des habitudes de l'alcoolisme chez les enfants. L'alcoolisme est une des plus profondes misères de l'humanité. L'alcool est un poison pour l'homme adulte. Que sera-t-il donc pour l'enfant, ce petit être qui, sur le seuil de la vie, est si sensible à toutes substances toxiques ? Le poison introduit dans un organisme encore non formé, si fragile au physique comme au moral, va étouffer les meilleures tendances, entraver l'esprit dans son développement et avilir l'âme. M. Moreau de Tours a pu constater l'extrême fréquence de l'alcoolisme chez l'enfant, et il fait remarquer avec quelle rareté le fait est mentionné dans les journaux de médecine. On est vraiment stupéfait de voir le rôle important, méconnu jusqu'à un certain point, que joue l'alcool dans le jeune âge ! Son vif regret de voir l'habitude navrante de l'alcoolisme, s'emparer de l'homme presque depuis son berceau, se reflète dans ces paroles : « Ce n'est pas sans une profonde tristesse, que nous ouvrons un chapitre spécial pour l'alcoolisme chez l'enfant. »

On ne peut pas voir, en effet, sans la plus forte douleur, l'enfant à qui appartient l'avenir, s'ensevelir de si bonne heure dans les habitudes alcooliques.

C'est le devoir de la science de révéler ce triste fait, de le prévenir et d'apporter à ce grand mal les remèdes nécessaires, quand il est encore temps. Les effets nocifs de l'alcool sur le moral nous intéressent davantage que ceux qu'il peut avoir sur le physique. Ce n'est pas au moraliste seul, mais aussi au médecin qu'ils ressortissent. Car le niveau de la moralité et de l'intensité des passions va en croissant ou en s'abaissant en raison inverse, et la vie désordonnée mène fatalement aux névroses. « Tant il est vrai, comme dit Esquirol, que ce qui tient au bien moral de l'homme a toujours de grands rapports avec le bien-être physique et la conservation de la santé. » L'alcool en imprégnant petit à petit les tissus de l'organisme en entrave le développement, y produit la dégénérescence, épuise le système nerveux, annihile l'intelligence, émousse les sentiments nobles, amène la dégradation morale, et cela d'autant plus vite, on le conçoit, que le sujet aura, plus jeune, abusé de cette substance. Pour pouvoir préserver le mal par l'éducation, pour pouvoir l'arrêter avant qu'il n'ait poussé de profondes racines et avant qu'il n'ait influencé irrémédiablement le système nerveux, il est nécessaire de connaître combien sont fréquentes les habitudes de l'alcoolisme chez les enfants.

Quelles sont les causes qui les poussent à ces habitudes ? C'est ce que nous allons examiner.

Si on parle des conditions, dans lesquelles cette habitude prend son origine, on est obligé, malheureusement, d'accuser d'abord l'inexpérience des parents.

Et, en effet, que de parents incitent leurs enfants à l'alcoolisme, sans s'en rendre compte ! Le funeste préjugé, qui veut que l'on donne à l'enfant des boissons alcooliques pour stimuler ses forces, est très répandu.

Moreau de Tours, rappelle l'usage qui existe en Écosse, de fortifier les enfants avec du wisky.

La même liqueur sert à imbiber le morceau de linge ou de coton qu'on donne aux enfants, en guise de biberon, pour calmer leurs cris. Notons, en passant, que dans beaucoup d'autres pays, les nourrices, à l'insu des parents, et, malheureusement, au détriment de la santé de l'enfant, se servent du même moyen, ou de moyens analogues pour se procurer quelques moments de repos.

Dans les milieux ouvriers, on croit généralement, que les boissons alcooliques contribuent à faciliter la dentition.

Pour mettre en relief la part active que prennent les parents sinon pour donner à leurs enfants des habitudes alcooliques, du moins pour les mettre sous l'influence néfaste de l'alcool. Il faut signaler les exemples donnés encore par Moreau de Tours : « Mais, docteur, répondait un père, auquel il représentait le danger de donner de l'alcool aux enfants, si vous saviez comme le petit est gai et content quand il a bu, et puis, vrai, il est si drôle, si amusant, que ça fait rire tout le monde. »

Pour réagir contre cette habitude défectueuse, par laquelle les parents, aussi bien par l'exemple que par les encouragements donnent aux enfants le goût des liqueurs fortes, il n'y a qu'un seul moyen, c'est d'apprendre à ceux qui ne la connaissent pas, l'action néfaste que l'alcool a sur l'organisme.

C'est à l'école qu'on doit enseigner ces principes aux enfants, afin que, s'ils sont victimes de l'ignorance de leurs parents, ils ne viennent, à leur tour, faire subir à la génération nouvelle les tristes conséquences de leurs préjugés.

D'autre part, il importe beaucoup à ceux qui sont soucieux de l'hygiène infantile et qui sont capables de comprendre la noble et lourde tâche de l'éducation, de connaître la prédisposition à l'alcoolisme, toute spéciale, qu'ont les enfants qui présentent une hérédité chargée au point de vue alcoolique. Morel, Lancereau, Sollier, Féré, Moreau de Tours, Legrain, Lucas, Bourneville, Kovalevsky, Lyon et tant d'autres, admettent, en effet, la transmission héréditaire de l'alcoolisme.

Les observations sont nombreuses de ces descendants d'alcooliques, qui éprouvent le besoin irrésistible de boire et qui, eux-mêmes, deviennent alcooliques. D'après Bourneville et Lyon, l'alcoolisme héréditaire se manifeste dès la plus tendre enfance.

L'enfant d'un buveur est menacé de devenir, lui-même, tôt ou tard, victime de la passion que lui a légué son père. Il est important de connaître cette prédisposition héréditaire ; car, si dans certains cas, cette loi d'hérédité réclame infailliblement ses droits ; si, parfois, malgré les meilleurs exemples, la plus rigoureuse surveillance et de louables efforts, les habitudes vicieuses ne tardent pas à se contracter, dans d'autres cas, au contraire, l'éducation très soignée, l'éloignement rigoureux des influences nocives, sont souvent couronnés de succès.

Quels efforts sont capables de faire ceux à qui ces malheureux prédisposés sont chers, surtout s'ils se sentent responsables du malheur qui les menacent?

Il nous faut encore envisager l'opinion de Kovalevsky. Cet auteur dénonce les prescriptions médicales comme pouvant être l'origine des habitudes alcooliques de l'enfant; surtout chez les enfants atteints d'hérédité alcoolique. « En ordonnant du vin, dit-il, à un petit enfant affaibli et chétif, pour éveiller son énergie, les médecins oublient parfois, que cet être fragile porte peut-être, en lui, le germe de l'alcoolisme de son père et qu'il suffit d'une étincelle pour provoquer l'explosion. Qu'on nous jette l'anathème; mais nous nous opposons formellement à la prescription de l'alcool à l'enfant, sous n'importe quelle forme. Un buisson de roses cache souvent une couleuvre, et il faut savoir être prudent, quand la vie d'un être est en jeu. »

Il ne faut pas non plus perdre de vue l'influence que peut avoir le milieu et la profession sur le développement de l'alcoolisme.

Ainsi les parents, qui placent leurs enfants chez les débitants ou chez les marchands de spiritueux, devraient s'inquiéter du danger qui les attend et les en prévenir de leur mieux. En effet, ces enfants ne seront-ils pas poussés, dans le milieu où ils vont vivre, et de par leur profession, à contracter des habitudes alcooliques?

Il faut que les parents se souviennent aussi que, bien souvent, les patrons ou les camarades d'atelier, par l'exemple qu'ils leur donnent et même par leurs conseils, encouragent les jeunes apprentis à prendre des boissons stimulantes afin de leur donner du cœur à l'ouvrage.

Or ceux-ci n'ont pas encore suffisamment de volonté pour résister à des conseils si tentants, ils veulent faire les hommes et boivent comme eux.

Malheureusement, épuisés qu'il sont déjà par un travail musculaire souvent exagéré et parfois même disproportionné à leurs forces, ils ne peuvent impunément supporter l'influence nocive de l'alcool qui, loin de les fortifier, ne fait que les affaiblir. Ils sont portés à boire davantage et vite, l'habitude aidant, ils deviennent des alcooliques invétérés, bientôt incapables de tout travail et dénués de toute énergie morale.

C'est aux parents qu'appartient le devoir d'éviter tout le mal. Eux seuls peuvent le conjurer en s'efforçant, par des paroles persuasives que doivent leur inspirer leur affection, de montrer à leurs enfants les dangers et les funestes conséquences des abus alcooliques.

Il est encore utile de connaître, afin d'en prévenir les effets, cette tendance à l'alcoolisme ou plutôt à la dipsomanie que l'on rencontre chez certaines jeunes filles à l'âge de la puberté; d'ailleurs seulement chez des sujets prédisposés par l'hérédité. Plusieurs cas de ce genre ont été cités par le Dr Ikard, Moreau de Tours, et Cuillère.

M. du Hamel dans sa thèse sur l'*Alcoolisme chez l'enfant*, constate que, surtout en Normandie, les instituteurs ont à regretter les habitudes alcooliques que les parents donnent à leurs enfants. Il rapporte que Madame Kergomard, inspectrice des écoles, a pu entendre raconter, par des enfants de quatre à six ans, que leurs parents leur donnaient à boire de l'eau de vie après le café.

Comme le montre M. du Hamel, ces habitudes alcooliques se traduisent chez l'enfant par de l'excitabilité nerveuse. « L'enfant est excité et énervé, tantôt il est triste, tantôt il manifeste une joie exubérante. »

Il ne peut rester une minute tranquille, il dort peu et mal. Il remue beaucoup la nuit, parle, crie, se réveille en sursaut et a beaucoup de peine à se rendormir.

Les cas de nervosisme sont fréquents et peuvent être provoqués par des ingestions insignifiantes d'alcool. Un très grand nombre de ces cas ont été améliorés et guéris par la suppression absolue de toute boisson fermentée !

Une enquête faite par M. Chabot dans une école communale de Lyon, et dont il nous a obligeamment communiqué les résultats, nous montre que dans la 1re classe sur 31 enfants, 5 boivent régulièrement de l'alcool.

Dans la 2e classe, sur 30-3 ;

Dans la 3e classe, sur 22-1.

Ce qui donne les proportions suivantes :

10,8 pour 100 boivent régulièrement de l'alcool toujours avec une sensation agréable ;

86,13 pour 100 en boivent par hasard ;

44 pour 100 avec sensation pénible ;

21,68 pour 100 avec sensation indifférente ;

14,45 pour 100 avec sensation agréable ;

6 pour 100 en boivent rarement ;

Dans une autre école, voici quels sont les résultats :

Sur 45 élèves de huit à dix ans ;

9 n'ont jamais bu d'alcool ;

2 une fois seulement ;

20 quelquefois (généralement les jours de fêtes ou quand il y a des invités à la maison) ;

14 en boivent souvent.

Dans une troisième école, sur 52 élèves interrogés:

14 ont déclaré qu'ils buvaient quelquefois une goutte d'eau-de-vie ou de rhum après le café;

2 qu'ils avaient mangé plusieurs fois un morceau de sucre trempé dans de l'eau-de-vie ou de rhum;

26 qu'ils n'avaient jamais bu de l'eau-de-vie.

Voici enfin la réponse qu'a faite un instituteur de Lyon à M. Chabot lui demandant combien il y avait, dans sa classe, d'enfants buvant de l'alcool: « Les enfants que j'ai interrogés ont de six à huit ans. Sur 41 enfants, 7 ne boivent jamais d'alcool, 24 en boivent de temps à autre, le dimanche surtout.

« Un enfant boit un peu d'absinthe, le dimanche, quand son père prend l'apéritif.

« Une débitante a offert du rhum à des enfants de sept ans, en récompense des commissions qu'ils lui avaient faites.

« Ceux qui boivent de l'alcool, et c'est presque toujours du rhum, appartiennent généralement à des familles peu fortunés.

« Je crois les familles dominées, malgré tout ce qu'elles ont pu lire et entendre, par ce préjugé que l'alcool, pris en petite quantité, stimule et fortifie ! »

Les auteurs signalent le besoin d'excitants que ressentent les neurasthéniques. En effet, le sentiment, tout subjectif, de leur faiblesse générale leur suggère l'idée de rechercher dans l'usage des boissons fortes la stimulation au travail intellectuel ou le soulagement de leurs malaises physiques. Nous connaissons des personnes d'une grande intelligence, dont le cerveau surmené et affaibli par la neurasthénie n'est plus capable de rien produire, à moins qu'il ne soit excité par le café, ou même l'alcool pris à petites doses et, chaque fois, à cette excitation succède bientôt une forte dépression. D'autres cherchent dans l'alcool un remède passager, à leur tristesse, leur apathie, leurs idées fixes.

Les neurasthéniques héréditaires surtout, qui sont parfois gais, enthousiastes, recherchent très avidement, dans leurs moments de marasme, l'excitation de l'alcool dont ils prennent peu à peu l'habitude, et d'autant plus facilement que leur volonté est plus faible.

De même les enfants nerveux, que l'hérédité voue à la neurasthénie et qui, comme nous avons dit, ont dès le jeune âge un caractère bizarre et triste, recherchent de bonne heure les sensations fortes, et si, par hasard, ils les demandent aux boissons alcooliques, ils en contractent vite le goût.

Donc il faut éviter avec soin de faire prendre cette habitude aux enfants issus de parents alcooliques et à ceux qui ont une tare nerveuse héréditaire.

OBSERVATIONS

OBSERVATION I

(Due à l'obligeance de M. le Dr Lannois, inédite.)

Claude M..., dix-huit ans, journalier.

Père âgé de quarante-trois ans, asthmatique, caractère nerveux et emporté ; a été alcoolique. Mère âgée de quarante et un ans, assez bien portante, pas nerveuse. Deux sœurs et quatre frères, tous en bonne santé, sauf le plus jeune, mort à deux mois de convulsions. Rien de particulier du côté des grands-parents. Un cousin alcoolique et qui prend des crises.

Antécédents personnels. — Le malade n'a jamais eu de convulsions étant jeune. Rougeole, puis coqueluche à onze ans ; à part cela, s'est toujours bien porté.

Pas d'alcoolisme, pas de syphilis.

État nerveux antérieur. — A seize ans (à la suite de violents efforts pour soulever des arbres), le malade éprouva une fatigue intense dans la région lombaire, avec irradiation vers la fosse illiaque droite ; on lui fait des pointes de feu. Avec cela, céphalées, asthénie musculaire, sensation de faiblesse générale. Ces symptômes ont toujours persisté depuis. Il dut interrompre complètement son travail de cultivateur, car, à chaque reprise, ces douleurs lombaires l'obligeaient à s'arrêter et même à s'aliter. Pourtant pas de gêne de la marche. Il y a deux ans, il prit des coliques qui durèrent une dizaine de jours ; c'était quelque temps après son violent effort musculaire.

D'abord localisées à la fosse iliaque droite, ces douleurs se sont ensuite généalisées à tout l'abdomen : il en souffre encore actuellement.

Ne pouvant pas cultiver la terre, le malade vient chercher à Lyon un travail moins pénible. Il y a dix-huit mois, il entre chez un boulanger qui lui fait porter le pain à domicile. Ces nouvelles occupations ne le fatiguaient pas trop, à condition que le fardeau ne fût pas trop lourd, ni la course trop éloignée : au moindre surmenage, en effet, les douleurs lombaires et abdominales signalées plus haut, le reprennent, accompagnées d'une sensation de fatigue intense. Il souffre beaucoup en se baissant, ne peut ramasser un objet à terre qu'en pliant les genoux. Rien d'anormal à la colonne vertébrale ; pas de voussure.

État actuel. — Le malade entre à l'Antiquaille, le 27 août 1901 dans le service de M. le professeur Lannois. L'examen somatique ne révèle rien de particulier. C'est un rude gaillard, petit mais râblé, et qui a toute l'apparence d'une superbe santé. Aux mains tremblement assez marqué ; les bras résistent très bien à la flexion et à l'extension. Pas de troubles de la marche. Tête ronde, front large, pas d'asymétrie faciale. Réflexes normaux. Sensibilité cutanée normale dans tous ses modes : légère hyperesthésie généralisée au contact ou à la piqûre. Pas de zones hystérogènes, pas de troubles trophiques. Les organes des sens n'offrent rien d'anormal ; pas de stigmates de dégénérescence. Rien aux poumons ni au cœur. Toutes les fonctions s'accomplissent bien.

État psychique antérieur. — Tout enfant, malgré sa complexion vigoureuse, notre malade se montrait craintif et impressionnable. Cet état dure jusqu'à quatorze ans et se manifeste surtout par la peur de rester seul dans une chambre noire. Les contes fantastiques, les histoires de revenants stimulent encore ces frayeurs. Les exploits de Vacher, le tueur de bergers, dont il était question à cette époque, l'avaient impressionné au plus haut degré et lui causaient, la nuit, d'horribles cauchemars. Berger. lui-même depuis l'âge de six ans, obligé de conduire *seul* ses bêtes dans un pâturage éloigné de la maison paternelle, il appréhende cette solitude et cherche toujours à se faire accompagner. Un jour, la simple vue d'un linge dans un fossé lui cause une frayeur indicible, il s'enfuit, affolé, le prenant « pour une tête de mort » Ses rêves sont l'écho de ses préoccupations de la journée ; le même sujet y revient toujours ; ses vaches se sauvent, il les poursuit en vain, son père le corrige et il se réveille en poussant des cris.

A l'école, il aime ses premiers maîtres, doux et bons pour lui. Ceux-ci sont remplacés par d'autres très sévères, l'enfant les craint énormément et se dégoûte de tout travail

Son père, homme violent et brutal le frappait souvent injustement ; ces scènes impressionnaient fortement le malade. Même à l'heure actuelle, au cours de ses visites au pays natal, les cris et les corrections paternelles à l'adresse de ses jeunes frères ou sœurs lui causent une souffrance morale excessive.

On ne saurait négliger ce fait que depuis son enfance, il s'est constamment livré aux travaux les plus pénibles, toujours levé de très bonne heure. « A quinze ans, dit-il, je labourais la terre comme un homme » d'où insuffisance de sommeil et surmenage physique certains.

État psychique actuel. Les troubles psychiques que nous observons actuellement se révèlent par les symptôme suivants. Affaiblissement marqué de la *volonté :* le malade, jadis actif et vite décidé, se montre aujourd'hui plein d'hésitation, il redoute de prendre un parti et préfère « remettre au lendemain ».

Même affaiblissement du côté de l'*attention :* au cours d'une lecture, il pensera à autre chose. Tout effort intellectuel, si peu prolongé qu'il soit, provoque immédiatement chez lui de la céphalée et des troubles visuels. Une simple conversation d'un quart d'heure un interrogatoire sur sa maladie s'accompagnent de rougeur de la face, d'injection des yeux, de bouffées de chaleur.

Perte de la mémoire.

Tendance à la tristesse et aux idées noires. Hypocondrie marquée, contrastant avec la gaîté de son enfance. Il a toujours une idée — sinon fixe — du moins prédominante. Parfois, en plein jour, même en compagnie d'autres personnes, il se sentira pris brusquement d'un sentiment de peur indéterminé, indéfinissable ;

au bout de quelques minutes cet état phobique disparaît. La vue des cadavres, les querelles dont il est témoin n'évoquent pas un réel sentiment de *crainte* dans l'idéation de conscience du malade ; son moral reste calme, tandis qu'au contraire il accuse toutes les manifestations *physiques* de la peur: sueurs, tremblements de tout le corps, etc...

Il s'emporte facilement ; les disputes provoquent chez lui une vive colère, suivie d'un abattement moral, d'un découragement excessif, allant parfois jusqu'au désespoir — occasion pour lui d'exalter sa tendance aux idées tristes, de stimuler les préoccupations que lui cause sa maladie, de lui faire constater son état de faiblesse. — Des paroles dures, même s'adressant à d'autres, produisent chez lui un véritable choc, une impression tellement pénible, qu'il se voit forcé, pour s'y soustraire, de quitter la pièce.

A noter que, dans les périodes d'aggravation de sa maladie, il fut constamment hanté par des idées de suicide.

OBSERVATION II

(Due à l'obligeance de M. le Dr Lannois.)

Auguste P...., âgé de vingt-huit ans, confiseur, vient le 30 octobre 1901 à la consultation des maladies nerveuses de l'Antiquaille.

Son père est mort subitement à l'âge de cinquante-deux ans, il aurait toujours joui d'une bonne santé, n'était ni alcoolique, ni nerveux.

Sa mère âgée de cinquante et un ans se porte bien et ne présente aucun trouble nerveux ou psychique.

Rien à signaler chez les grands parents ou les collatéraux.

Il n'a ni frère, ni sœur.

Antécédents personnels. — Lui-même est né dans des conditions normales sans que sa mère n'ait eu d'accidents de grossesse ou d'accouchement.

Il ne se rappelle pas avoir eu d'autres maladies que la rougeole et dit s'être toujours bien porté. Dans l'enfance, il a été victime d'un accident qui a déterminé la perte de l'œil gauche.

Il n'a jamais eu d'habitudes alcooliques. Il affirme ne pas avoir la syphilis; en tout cas, n'accuse pour toute affection vénérienne qu'un chancre mou, rapidement guéri, qu'il aurait eu au niveau du pubis.

Affection actuelle. — Il fait remonter le début de son affection actuelle à dix-huit mois et il l'attribue aux vives émotions que déterminèrent chez lui l'épidémie de variole qui sévissait alors dans son entourage.

Il se mit à souffrir de la tête et compara sa céphalée frontale et occipitale à la sensation d'un casque trop lourd.

Bientôt il éprouva des douleurs multiples et variées : dans le dos, dans les épaules, et dans les membres inférieurs. La marche devint rapidement fatigante, le moindre travail l'éreintait et le mettait en sueur. Essoufflement facile et palpitations au moindre effort.

Après les repas, il éprouvait une sensation de pesanteur au creux épigastrique et sa digestion pénible se traduisait parfois par des renvois et des envies de vomir.

Depuis le mois de janvier, c'est-à-dire depuis dix mois, il a dû abandonner tout travail et se soigner.

Il a consulté déjà plusieurs médecins et c'est de guerre lasse qu'il se présente à l'hôpital, ayant encore actuellement, et au complet, tous les symptômes et malaises ci-dessus mentionnés.

Actuellement. — Il a toujours une céphalée persistante et tenace, une sensation de fatigue généralisée au moindre effort avec de l'oppression et des palpitations. Les digestions sont toujours pénibles. Depuis trois semaines, enfin, il tousse un peu et prétend avoir maigri.

A l'examen. — C'est un homme qui, à part un faciès un peu pâle et bouffi, a l'apparence d'une assez bonne santé.

Aux membres supérieurs la force musculaire est bien conservée. En faisant étendre les doigts du malade, on constate qu'il présente un léger tremblement, surtout marqué à la main droite par des oscillations rapides.

A part la difficulté de la marche qu'il dit éprouver, on ne trouve rien d'anormal aux membres inférieurs. Rien de particulier à l'extrémité céphalique, dont l'indice est de 83,3.

La sensibilité est normale dans tous ses modes, au contact, à la piqûre et à la chaleur, pas de retard dans les perceptions tactiles, ni d'erreurs de localisation.

Les réflexes sont généralement normaux. Le réflexe rotulien gauche est peut-être un peu exagéré.

Tous les réflexes cutanés sont normaux, le réflexe pharyngien est un peu diminué. Pas de trépidation épileptoïde, ni phénomène du genou. Pas de zones hyperesthésiques. Pas de zones hystérogènes.

Aucun trouble trophique.

Il n'existe pas de troubles de la musculature oculaire, pas de nystagmus. Cécité de l'œil gauche. La papille droite réagit bien à la lumière et à l'accommodation. Acuité visuelle de l'œil droit est diminuée = 1/4.

Le champ visuel est normal.

L'acuité auditive, le goût, l'odorat sont normaux.

Pas de troubles de la parole. On ne peut relever aucun stigmate physique de dégénérescence. Les organes génito-urinaires n'ont rien de particulier.

Le cœur ne présente aucun bruit anormal. Aux poumons : la respiration est un peu obscure au sommet gauche.

L'examen de l'estomac ne révèle rien d'anormal. La palpation n'en est pas douloureuse, l'étendue de la sonorité est normale. Rien à signaler aux autres viscères. Les urines contiennent un léger disque d'albumine. A ce sujet, le malade dit qu'en présence de son faciès pâle et bouffi, on avait, il y a un mois, été amené à examiner ses urines et qu'on y avait trouvé de l'albumine. Hospitalisé pour cette raison dans le service de M. le D' Lyonnet on ne put, pendant tout son séjour, retrouver les traces de cette albumine intermittente, qui doit être sans doute rapportée à la marche et au froid.

État psychique antérieur. — Au point de vue de l'influence de l'éducation à laquelle le malade a été soumis dans son enfance, il est à noter ce fait qu'il a été élevé à la campagne.

Fils unique, il a été, comme bien d'autres de son espèce, un enfant gâté. Objet de la préoccupation constante de ses parents, sa santé a été pour eux le sujet de leur tendre sollicitude. Souvent, en sa présence, son père ou sa mère trahissaient leurs inquiétudes, d'ailleurs mal fondées : « Si nous allions le perdre, disaient-ils. » Ces propos l'impressionnaient beaucoup.

Il était un enfant très émotif et très craintif et la vue des morts et même des malades exagérait beaucoup chez lui sa tendance à la peur.

Plusieurs fois, dans son enfance, il eut le spectacle de la mort dans sa famille et, à chacun de ces décès, il devenait pendant plusieurs jours d'un caractère plus craintif.

Le souvenir des personnes mortes le hantait continuellement et il appréhendait beaucoup de revoir en sa pensée l'aspect livide et la glaciale immobilité du cadavre qui l'avaient si fortement impressionné. Durant plusieurs nuits il ne put dormir et son sommeil était agité d'affreux cauchemars. Son impressionnabilité en présence des malades était si forte que sa mère s'en était aperçu, et qu'elle avait pris la précaution d'éviter de parler de maladies en sa présence.

A une époque de son enfance qu'il ne peut préciser, un petit accident vint encore exagérer sa prédisposition à la crainte : un gros chien lui mordit l'oreille. Depuis lors et jusqu'à ce qu'il eut l'âge d'homme, il a toujours eu une peur excessive des chiens.

Un jour, un de ses camarades d'école en jouant avec lui, lui lança par mégarde une plume dans l'œil, ce qui lui fit perdre la vue du côté gauche Depuis cet accident l'instituteur, à qui on reprocha vivement de ne pas avoir surveillé suffisamment les enfants, était devenu d'une extrême sévérité pour ses élèves et principalement pour lui.

Entouré chez ses parents des plus grands soins, de la plus tendre affection, habitué à voir toutes ses volontés satisfaites il eut dès lors beaucoup à souffrir de l'excessive sévérité de son maître. Il était grondé, puni, voire même corrigé à la moindre faute. On ne lui passait plus aucun caprice. Ce régime sévère dura trois mois, jusqu'au changement de l'instituteur dont il se rappelle avoir été fort heureux.

En somme, le malade se rend très bien compte qu'ayant été trop gâté dans son enfance, il n'a pas été suffisamment préparé aux misères et aux déceptions de la vie et que maintenant il ne sait pas réagir moralement contre les moindres ennuis ou chagrins.

État physique actuel. — Actuellement, on constate chez le malade, un affaiblissement de l'attention, de la mémoire et de la volonté.

Il est très indécis pour faire ou entreprendre quoi que ce soit et se déclare incapable de tout effort intellectuel.

Symptômes qui trahissent la dépression morale où il se trouve.

Son caractère est enclin à la tristesse, il a de fréquentes idées noires, des préoccupations hypocondriaques avec un sentiment pénible d'anxiété. Il a aussi quelques phobies. Ainsi il craint beaucoup s'approcher d'une fenêtre ouverte et s'il s'y force, il éprouve une angoisse pénible qui s'accompagne de vertiges et d'un véritable état nauséeux.

OBSERVATION III

(Due à l'obligeance de M. Lannois)

Georges M..., vingt-neuf ans, cimenteur, né au Mars (Creuse).

Père âgé de cinquante-six ans, nerveux, irritable, pas alcoolique.

Mère morte en couches, à vingt-huit ans (en donnant le jour au malade) aucun accident nerveux, pas alcoolique.

Frères et sœurs en bonne santé ; pas d'accidents nerveux.

Rien à signaler du côté des grands parents.

Antécédents personnels. — Le malade n'a jamais eu de convulsions dans son enfance et ne se souvient d'aucune maladie infectieuse ou rhumatismale. Pas d'alcoolisme. Syphilis contractée à dix-neuf ans. Très affecté de son cas, c'est à cette époque (1890) que le malade ressent les accidents nerveux, pour lesquels il entrera plus tard à l'hôpital, à savoir : asthénie profonde, céphalées fréquentes, plaques sacrées. Il essaya d'abord des vésicatoires ; n'obtenant point de résultat, il consulta un médecin. Malgré le traitement spécifique auquel il fut soumis, l'asthénie persista avec faiblesse générale et troubles gastriques marqués.

Pendant son service militaire, il souffrit, quarante jours consécutifs, de douleurs articulaires. A son retour du régiment, désolé d'une forte perte d'argent, il tenta de se suicider (balle de revolver dans le crâne, extraite à l'Hôtel Dieu en 1895). Après un séjour de quelques mois chez un négociant où il faisait des écritures, il entra à l'Antiquaille, chez le D' Augagneur qui lui donna du phosphure de zinc, et, bien que connaissant son ancienne syphilis, ne le soumit pas au traitement spécifique. Séjour de deux ans à la campagne : pas d'amélioration, la fatigue toujours très grande, l'empêchant de se livrer à des travaux un peu pénibles. Il accomplit ensuite sa période de vingt-huit jours qu'il passe tout entière à l'hôpital militaire. Son billet d'admission porte la mention suivante :

« En observation pour état mental (insensibilité pharyngienne et conjonctivale, tremblement musculaire, syphilis ancienne, tentative de suicide, crises de larmes). »

Le malade entre à l'Antiquaille, le 27 juillet 1900, dans le service de M. le professeur Launois. L'examen somatique donne les résultats suivants :

Pas de tremblements nets aux membres supérieurs ; aux membres inférieurs, force normale. Tête symétrique, pas de signe de paralysie de la langue ou du voile. Sensibilité cutanée normale aux trois modes. Pourtant un peu d'hésitation dans la perception du chaud ou du froid au niveau de la jambe gauche.

Réflexes rotuliens exagérés, massétérin faible. Réflexes plantaires abolis. Les autres, normaux.

Pas de troubles trophiques, rien à signaler du côté des organes des sens, sauf pour la vue, le malade accusant de temps à autre, surtout quand il est fatigué, de la diplopie fugace ; parfois aussi, il voit les objets plus gros que nature.

Organes splanchniques normaux ; à l'estomac cependant, pésanteur habituelle après les repas, langue saburrale, constipation permanente.

A point de vue psychique, on note une série de phénomènes, constatés d'ailleurs par le malade lui-même. Nous l'avons prié de rédiger son observation et nous en extrayons les passages suivants qui nous ont paru offrir de l'intérêt :

« Mon père, assez bon, mais vif et emporté, se remaria, deux ans après son veuvage, à une femme qui me priva totalement d'affection et de sentiment maternel et qui m'infligeait continuellement des correction imméritées, sans que mon père s'y opposât et ceci à l'indignation de tout le monde, voisins et parents. J'ai été élevé sur des épines et, par le désintéressement des miens, j'ai toujours souffert. Mon caractère sensible et nerveux ne me permettait pas de supporter ces souffrances; malgré moi, je passais de longs moments à pleurer.....

« Il y a quelques années, j'ai eu des déceptions pécuniaires; on m'a fait perdre la dot de ma mère, 5000 francs, ce qui fais que je traine une vie de langueur et de souffrance. Voilà deux ans que je ne puis plus travailler; j'ai tenté de me suicider, mais sans résultat.....

« Tout le corps m'est douloureux, je ne puis plus marcher, tant les jambes me font mal; j'ai froid presque continuellement; je suis irritable.....

Enfin je me crois un incurable et appelé à en finir avec la vie ».

A ces symptômes psychiques, nous ajouterons l'affaiblissement marqué de l'attention, de la volonté et de la mémoire. Grande dépression morale : les idées de suicide reviennent périodiquement Hypocondrie marquée, anxiété, phobies. Le malade très timide et très craintif dans son enfance, l'est encore actuellement. Il est en butte aux idées fixes, constamment préoccupé de ses maux : il ne gagne pas d'argent, ne trouve point de travail; il a peur que la police le prenne comme vagabond, etc...

L'insomnie est de règle.

Il se désespère devant son impuissance à vaincre ses idées fixes; pourtant ces dernières disparaissent à la suite de causeries amicales avec ses camarades ou des encouragements qui lui sont prodigués.

Le malade quitte l'hôpital, le 27 décembre 1900, notablement amélioré.

OBSERVATION IV (inédite).

(Due à l'obligeance de M. le Dr Lannois).

Clémentine G. ., trente-trois ans, examinée à la consultation de M. le Dr Lannois, le 28 mars 1901.

Dans ses antécédents héréditaires on relève un père alcoolique et très nerveux, mort à soixante-quinze ans, une mère morte il y a trois ans, à soixante-quatre ans, cardiaque et emphysémateuse. Un *oncle*, du côté paternel, *est mort* dans *un asile d'aliénés*.

Elle a sept frères et sœurs, est la cinquième de sa famille ; les cinq enfants vivants sont bien portant actuellement, deux morts récemment de causes accidentelles. Toutefois, *une sœur* a présenté, à un moment donné, *des accidents démentiels*, guéris au bout d'un mois et demi.

Les conditions de l'accouchement furent absolument normales. On ne relève dans l'enfance aucune affection pathologique, à part une coqueluche. Elle aurait eu de l'énurèse nocturne jusqu'à l'âge de treize à quatorze ans. Réglée à seize ans, elle l'avait été depuis lors régulièrement. Elle s'est mariée il y a douze ans; son mari est bien portant. Elle a eu trois enfants, âgés actuellement de neuf ans, sept ans, six mois.

La malade a été très impressionnable dans son enfance, de tempérament très nerveux. Elle était l'enfant gâtée de sa mère qui lui laissait faire tous ses caprices. Par contre, elle aurait été très effrayée par les brutalités du père qui faisait des scènes terribles, sous l'influence de l'alcool.

En outre, son esprit aurait été frappé par la vue de crises nerveuses, prises par une de ses camarades à l'école, elle redoutait de prendre des crises pareilles. Elle était très peureuse étant enfant, craignait surtout de rester seule dans l'obscurité. Cette tendance à la frayeur fut encore accrue par les récits de revenants dont on se servit pour exciter son imagination.

Actuellement, l'état psychique est le suivant: l'attention est très affaiblie; la malade ne peut exécuter aucun travail sans ressentir aussitôt une grande sensation de fatigue intellectuelle et physique. La volonté est très atténuée, le caractère est indécis et irritable. Elle se met facilement en colère, pleure pour un rien et, par moments, est envahie par un sentiment de tristesse invincible et d'angoisse. Dépression morale absolue. Par instant elle éprouve une sensation de vide cérébral.

Il y a trois ans, elle soigna sa mère, malade longtemps, eut de grands chagrins et ressentit à la suite, d'une façon intermittente et passagère, des palpitations, de l'anxiété avec sensation de boule allant de l'épigastre au cou ; elle aurait eu de l'insomnie qui a disparu comme ces derniers phénomènes par le traitement bromuré.

Elle a conservé de fréquents vertiges avec sensation de vacuité cérébrale, des accès de céphalée occipitale et une douleur persistante à la nuque, asthénie physique.

L'examen somatique ne révèle rien de particulier, à part un peu d'hypoesthésie à droite, un peu de douleur de la région ovarienne droite et sur le vertex. L'œil et le champ visuel en particulier sont normaux. Pas de modifications des réflexes.

A part une déformation des deux oreilles en wildermuth avec adhérence du lobule, pas de malformation.

Le cœur et le poumon sont normaux.

Les urines sont également normales ! ni sucre, ni albumine.

OBSERVATION V

(Due à l'obligeance de M. le Dr Carrier, inédite)

Alexandrine Ch...., vingt-trois ans, employée de magasin, entre le 11 décembre 1901 à l'Hôtel-Dieu, dans le service de M. le Dr Chappet.

Son père est âgé de soixante-cinq ans, jouit d'une assez bonne santé, est un peu alcoolique, a un caractère très vif, très emporté et nerveux, mais n'a jamais pris de crises.

Sa mère a cinquante-cinq ans, est souvent malade, sujette aux migraines, avec cela très nerveuse ; assez souvent elle prend des vertiges, des sortes de tremblement qui l'obligent à se coucher ; elle n'a jamais perdu connaissance, a parfois une sensation de boule qui l'étouffe ; en résumé, présente quelques stigmates d'hystérie.

Le grand-père paternel serait mort âgé dans une maison de santé. Pas de renseignements sur la grand'mère.

Les grands parents maternels morts après soixante-dix ans, avaient de fortes santés, n'étaient pas nerveux.

Elle n'a qu'une sœur, âgée de dix-sept ans, qui se porte très bien et n'est pas nerveuse.

Antécédents personnels. — La malade a peut-être eu des convulsions en bas âge, mais ne déclare comme affections de l'enfance que la coqueluche et la rougeole contractées vers sept ou huit ans Fièvre typhoïde à onze ans Pas d'anémie. Réglée à douze ans ; régulièrement depuis, pertes blanches assez fréquentes, pas d'enfants. A part quelques bronchites insignifiantes, elle n'a jamais été sérieusement malade, mais dit avoir été toujours nerveuse.

État nerveux antérieur. — Étant tout enfant, elle avait déjà un caractère timide, triste et peureux. Son père, très emporté, était très sévère pour elle, il la grondait et la battait même souvent.

Les brutalités que sa mère avaient à subir l'impressionnaient beaucoup. Sa timidité fut exagérée encore par la brusquerie de ses parents qui, n'aimant pas la voir toujours triste et pensive, le lui reprochaient souvent. N'ayant cependant jamais eu de grosse frayeur, elle a toujours été peureuse ; elle ne pouvait pas aller ou rester seule dans une chambre, surtout dans l'obscurité.

Ce sentiment de peur fut peut-être aussi exagéré par des récits de revenants et de contes fantastiques.

Elle alla à l'école jusqu'à quatorze ans, mais elle resta plus souvent au lit qu'elle n'alla en classe, étant constamment maladive ou enrhumée. Elle apprenait d'ailleurs assez difficilement étant jeune, avait peu de mémoire, quoiqu'elle fût d'une intelligence moyenne.

Son caractère était très irrégulier et changeant. Certains jours, elle était absorbée par des idées noires, refusait de jouer, recherchait la solitude et fuyait ses camarades. Sa sœur, plus jeune qu'elle, était préférée de ses parents; elle en ressentait, sinon une certaine jalousie, du moins un peu d'animosité contre elle. Du reste, le caractère des deux enfants était très différent. Sa sœur, robuste et bien portante, était toujours gaie et exubérante, ce qui n'allait guère avec sa tristesse habituelle. Très sensible et très émotive, elle était très affectée des querelles qu'elles pouvaient avoir ensemble et en pleurait longuement.

Elle était tellement impressionnable, que les crimes ou les accidents parus dans les journaux l'épouvantaient et qu'elle évitait de les entendre raconter. Si on parlait de malades en sa présence, son esprit en était fortement frappé, elle craignait même de prendre leur maladie.

Cette sensiblerie et cette émotivité exagérée semblent bien tenir au milieu où elle fut élevée. Peu caressée chez ses parents, elle aimait beaucoup mieux ses grands parents maternels, chez qui elle allait souvent, qui l'aimaient beaucoup et étaient bons pour elle. On doit encore ajouter, détail assez important, que souvent et presque quotidiennement, vers l'âge de quatorze et quinze ans, on lui donnait un peu de rhum avec du sucre en guise de café, liqueur dont le père faisait fréquent usage et pour laquelle elle a conservé un goût tout particulier.

A quinze ans, elle travailla dans un atelier d'applications sur tulle, mais elle dut abandonner ce métier qui était trop pénible pour elle et qui lui causait de violents maux de tête.

A seize ans, elle fut placée comme domestique et demoiselle de magasin, fut assez heureuse pendant deux ans, à part quelques moments de tristesse et quelques idées noires.

A dix-huit ans, elle passa un an chez ses parents où elle s'ennuya beaucoup. A dix-neuf ans, enfin, elle vint à Lyon. Elle fut

placée dans un magasin. Là, outre les soins du ménage, elle eut
à s'occuper aussi de la vente. Son travail était assez pénible pour
qu'elle se soit sentie lasse certains jours.

Affection actuelle. — C'est, il y a cinq mois, que se déclarèrent
les malaises qui l'amènent à l'hôpital.

Étant de plus en plus fatiguée par le gros travail qu'elle avait
à faire, elle se vit obligée de l'abandonner.

La perspective de quitter une bonne place où elle était habituée
et où elle trouvait des patrons bons pour elle, lui fut très pénible.

Très indécise sur la résolution qu'elle devait prendre, elle
devint profondément triste, ne put plus supporter aucune distraction, rechercha la solitude pour pouvoir pleurer.

En même temps, elle perdit l'appétit et le sommeil, prit des
vertiges, des douleurs de tête, des envies de vomir, bref, tomba
malade... Surexcitée par cet état d'esprit, elle prenait par moments des envies irrésistibles de rire ou de pleurer; pour un rien,
elle se mettait en colère.

Elle dit qu'en outre, elle avait, par moments, des espèces de
crises, dans lesquelles elle se mettait à trembler et à claquer des
dents, ne perdait pas connaissance, mais avait une sensation de
froid intense, avec perte complète des forces et tendance à la
syncope. Ces pseudo-crises surviennent encore de temps en
temps.

Sur les conseils d'un médecin, elle alla passer un mois à la
campagne, mais son état ne s'améliora pas.

Elle y eut toujours de violents maux de tête, une insomnie
rebelle, pas d'appétit, une digestion pénible, et avec cela des
idées extraordinaires. Il lui semblait qu'elle allait perdre la raison
ou tomber en léthargie. Par moments, elle avait envie de battre
sa mère.

Ce sont tous ces symptômes qui la déterminent à entrer dans
le service.

Actuellement. — La malade se plaint de *céphalée*, presque
continuelle, surtout occipitale, accompagnée d'une sensation de
douleur, derrière la tête.

J. S.   16

Elle ne se sent bien nulle part, ne peut dormir la nuit, ou si elle s'endort, est réveillée brusquement par d'affreux cauchemars et ne peut retrouver son sommeil. Alors, son esprit travaille et imagine des choses extraordinaires. Aussi, se sent-elle toujours fatiguée.

Elle éprouve parfois un espèce d'engourdissement inexplicable. Il lui semble qu'elle est endormie et que les choses qu'elle voit ne sont pas réelles. Parfois aussi, elle a une sensation de vide étrange dans la tête et assiste à un véritable *dédoublement de sa personnalité.* Elle ne sait si c'est bien elle ou une autre qui marche, elle se voit marcher, sans se sentir marcher. Il en est de même lorsqu'elle mange ou qu'elle s'occupe à un travail manuel quelconque.

Cet état la préoccupe beaucoup et cela, au point qu'elle prend des idées noires, qu'elle se persuade qu'elle ne peut guérir et qu'elle va perdre la raison.

On constate en outre chez elle un affaiblissement très prononcé de la volonté, de l'attention et de la mémoire avec une tendance aux idées fixes et à l'impulsion de frapper quelqu'un, chose qui ne lui est cependant jamais arrivée.

Ce sont ces symptômes psychiques qui déterminent sa tristesse habituelle et qui sont causes de son découragement.

A ces souffrances morales viennent encore s'ajouter :

La perte de l'appétit ; des envies de vomir et des douleurs gastriques très fréquentes ; des points de côté multiples, sans oublier la rachialgie.

Elle se plaint aussi de troubles de la vue, elle éprouve une sensation de vacillement pénible, elle ne peut fixer quoi que ce soit ; ou bien, c'est à travers un brouillard épais qu'elle distingue plus ou moins distinctement les objets. Elle ressent aussi dans tout le côté gauche, depuis le bras jusqu'au pied, des picotements suivis de secousses analogues à des décharges électriques, qui déterminent une douleur très aiguë.

A l'examen. — On est en présence d'une grande fille au teint frais et aux joues roses, qui a les apparences d'une bonne santé.

La forme musculaire est bien conservée.

On constate un léger tremblement des doigts qui serait, dit-elle, plus marqué à certains moments, surtout lorsqu'elle coud ou fait un travail appliqué.

Son écriture cependant n'est pas tremblée.

Rien à signaler aux membres inférieurs. Pas de troubles de la marche. **Pas** d'asymétrie faciale.

On ne peut relever aucun trouble de la sensibilité objective au contact, à la piqûre ou à la chaleur.

Les réflexes rotuliens sont légèrement exagérés. Les réflexes cutanés sont normaux, de même que les réflexes cornéen, conjonctival ou pharyngien. Pas de zones hystérogènes; toutefois il est à noter une légère hyperestésie ovarienne droite et un peu de clou hystérique, pas d'autres stigmates de cette névrose.

Les muscles oculaires se contractent bien, les pupilles sont égales et réagissent normalement à la lumière et à l'accommodation. Pas de rétrécissement du champ visuel.

Pas de troubles trophiques ni de stigmates physiques de dégénérescence.

Rien aux poumons. Au cœur, légère tachychardie avec palpitations et essoufflement à l'effort, mais pas de souffle, ni de bruits anormaux.

Les urines sont claires, ne contiennent ni sucre ni albumine.

OBSERVATION VI (personnelle).

B..., étudiante en médecine, vingt-deux ans, russe.

Père et mère bien portants, sœurs et frères de même.

Antécédents personnels. — La malade eut la rougeole vers l'âge de cinq ans; en outre, fut atteinte d'angines, mais qui furent rapidement guéries, et qui n'ont pas reparu depuis l'âge de treize ans.

État nerveux antérieur. — La malade, dans son enfance, a été impressionnable et susceptible à la moindre remarque de ses parents. Elle ressentait subitement une faiblesse musculaire, les forces l'abandonnaient et cette myosthénie l'obligeait souvent à garder le lit pendant plusieurs jours. Elle ne présentait pas d'autres symptômes nerveux ; ne prenait jamais de crise ; n'avait pas de tendance à pleurer, ne souffrait jamais de maux de tête.

À l'âge de dix-neuf ans, elle a commencé ses études de médecine. Fille de gens aisés qui n'avaient jamais connu de privations, elle fut fortement impressionnée de voir des étudiants nécessiteux.

Les camarades de ses frères, qui venaient souvent les voir, avaient souvent un teint pâle, les traits tirés, contrastant avec leurs paroles intelligentes et leurs actions dévouées.

Il lui sembla que pour être vraie étudiante, pour être digne de ce nom, elle n'avait pas le droit de se permettre, non seulement aucun luxe, mais pas même le bien-être.

Au bout de quelques mois de cette vie, la neurasthénie se déclare. L'affection commença par des maux de tête auxquels la malade n'attribua pas au début une grande importance. Elle éprouvait de la faiblesse mentale, parcourait des pages entières sans rien comprendre. Elle attribuait ce phénomène au manque de connaissance de la langue étrangère ou à la difficulté des matières à comprendre.

Les examens se rapprochèrent ; le travail intellectuel obligatoire augmentant les sympômes de céphalées et de dépression mentale, s'accentuèrent.

En même temps, elle eut encore des chagrins. Ce choc moral ajouté à l'insuffisance de nutrition et au surmenage, fit que l'affection s'aggrava. La faiblesse générale, la dépression musculaire l'obligèrent souvent à s'aliter ; céphalées, asthénie psychique, découragement furent des symptômes très accentués. Le repos pendant quelques mois de vacances, de bonnes conditions hygiéniques lui rendirent ses forces ; et elle put reprendre son travail. Pendant deux ans, elle se porta bien. À l'occasion de quelques chagrins, elle éprouva des accès de fausse angine de poitrine, avec palpitations, douleur à la région précordiale, angoisse extrême, sensation de mort imminente ; ces accès se répétèrent plusieurs fois ; puis les insomnies commencèrent.

Il lui était impossible de s'endormir avant 2 heures du matin; d'autres fois, elle s'endormait plus facilement, mais son sommeil était interrompu par de fréquents réveils.

Le matin surtout elle éprouvait de la lassitude et des courbatures. La céphalée en forme de casque, les douleurs sourdes avec sensation de lourdeur et de pression dans la tête, devinrent constantes; de plus, apparurent des douleurs rachialgiques, des vertiges, du découragement. Actuellement, tristesse, apathie, complète, dépression morale, impossibilité du travail intellectuel; affaiblissement de l'attention, indécision du caractère, préoccupation inquiète de sa maladie, émotivité et surtout susceptibilité extrême, sont les symptômes psychiques qu'elle présente.

L'analyse de son éducation donne quelques explications sur son affection.

« Je suis de plus en plus persuadée, dit la malade, que tous les malaises que j'éprouve maintenant, à l'occasion des moindres chagrins, ne sont attribuables qu'à mon éducation; mon père est d'une bonté idéale; il me permettait tout et ne me défendait jamais rien, toutes mes volontés et tous mes caprices étaient toujours accomplis. A la moindre contradiction, j'ai souffert et j'ai senti venir une faiblesse subite. Dans mon enfance j'avais pris l'habitude d'avoir tout ce que je désirais, maintenant je suis surprise, froissée, humiliée, quand je ne peux arriver à ce que je veux. »

En effet, d'après ce qu'elle raconte, on voit que son éducation était molle, sans aucun système. La force de volonté et la décision ne furent pas développées, ni stimulées chez elle; mais, au contraire, arrêtées par tous les moyens. La notion d'impossible n'existait pas pour elle; l'enfant n'apprit pas à raisonner sur ce qu'on doit ou ne doit pas faire; elle savait seulement formuler ses vœux et ses désirs, dont elle escomptait d'avance la réalisation.

La nécessité d'obéir ne se présenta jamais pour elle dans l'enfance; dans ces conditions, elle ne put arriver ni à obéir à ses propres critiques, ni à réprimer l'exagération de ses impressions premières.

L'éducation ne l'avait pas préparée à la résistance énergique, aux circonstances contrariantes ; le moindre chagrin lui causait un sentiment de souffrance exagérée.

Cet état dépressif se traduisit par des accès d'asthénie musculaire pendant l'enfance, et par divers symptômes neurasthéniques pendant l'âge adulte.

Le milieu dans lequel la malade fut élevée a fait d'elle une plante exotique qui, au moindre souffle défavorable, se brise.

La mère de la malade était toute différente du père.

D'après ses dires, elle est aussi d'une grande bonté, seulement avec les apparences d'une nature froide ; elle ne caressait jamais son enfant, ne lui montrait jamais une preuve de tendresse.

Elle avait l'air d'être sévère. D'ailleurs, l'enfant ne la craignait pas, sachant d'avance que, si la mère défendait quelque chose, le père le permettrait. Néanmoins, cette sévérité apparente de la part de sa mère fut une source de vives souffrances pour elle. Elle ressentait douloureusement la privation de ses caresses et en fut vivement attristée.

Elle était souvent obligée de garder le lit à cause de ses angines ; sa mère n'entrait jamais dans sa chambre pour la voir ; l'enfant analysait cette manière d'agir, et arrivait à cette conclusion qu'elle n'étaitpas aimée. Cette idée, une fois introduite dans son esprit, fut envisagée sous toutes ses faces ; et peut-être est-ce là qu'il faut chercher l'origine de sa susceptibilité extrême.

La malade prétend se rendre bien compte de la grande affection que ses parents avaient pour elle ; elle a pour eux des sentiments non moins tendres, elle les aime jusqu'à l'adoration, et pourtant elle ne se sent nulle part si mal à son aise que dans sa famille.

Là elle se croit incomprise, toutes les paroles, les moindres observations la froissent, elle se sent intimidée, malheureuse, insuffisamment aimée.

D'ailleurs, la susceptibilité poussée au plus haut degré est le trait caractéristique de la malade. Dans tous les milieux, elle se sent malheureuse, se croit l'objet de critiques sévères, non méritées. Les désapprobations de ses actes, les observations

insignifiantes, les marques d'indélicatesse de la part de ses camarades blessent son amour-propre au point le plus sensible,
choquent ses conceptions idéalistes. Pour retrouver le calme, se
soustraire aux impressions désagréables que lui cause la société,
elle s'isole et par ce fait naît, sans qu'elle s'en rende compte, le
cercle vicieux dans lequel tourne sa maladie. Dans la solitude,
en proie à son asthénie psychique, elle ne peut pas travailler ; ses
idées tristes, l'analyse de ses symptômes morbides, alimentée par
la crainte de ne pas être guérie assez rapidement, prennent un
libre cours.

A l'examen. — La malade est d'une taille au-dessus de la
moyenne. C'était une jeune fille vigoureuse ayant l'aspect d'une
florissante santé.

Elle ne présente aucun trouble de la sensibilité objective. Les
réflexes rotuliens sont légèrement exagérés. Pas de zones hystérogènes ou hyperesthésiques.

Pas de troubles oculaires. Rien à signaler du côté des viscères.
Pas d'albumine.

Il y a sept mois, que cette observation a été prise. Actuellement la malade se porte très bien, ne présente aucun des symptômes physiques antérieurs, plus d'impotence intellectuelle ; au
contraire, elle travaille très bien, mais le fond de son caractère
est toujours très triste ; pessimisme très accentué, réflexions
constantes sur l'inutilité de l'existence humaine, manque de
but de la vie ; toujours très forte susceptibilité, conviction de ne
pas être comprise, ni aimée de sa famille ; besoin d'isolement.

OBSERVATION VII (personnelle).

C. B..., âgée de trente ans, étudiante en médecine, russe, est
la plus jeune d'une famille de cinq enfants. Elle est actuellement
bien portante, mais elle a présenté des symptômes sérieux de
neurasthénie héréditaire depuis l'âge de dix-huit ans.

Son père rhumatisant, est mort à quarante-cinq ans d'un
ulcère d'estomac.

Sa mère, vivante, est atteinte de neurasthénie, affection qui s'aggrava chez elle surtout avant la naissance et pendant l'allaitement de son dernier enfant, c'est-à-dire de la malade.

De deux frères, l'un est neurasthénique hypocondriaque, l'autre très nerveux ; des deux sœurs l'une est hystérique, l'autre neurasthénique.

Antécédents personnels. — Dans son enfance C. B... a eu la rougeole, mais n'a point eu d'autre maladie. Jusqu'à l'âge de dix ans environ elle fut élevée seule chez ses parents à la campagne. Ses frères et sœurs étaient internes dans divers pensionnats.

N'ayant que bien rarement la compagnie des camarades, continuellement entourée de grandes personnes, entendant souvent ses parents parler de leurs soucis, de leurs chagrins, l'enfant prit un caractère sérieux, au-dessus de son âge. Elle vivait seule avec ses parents.

Durant les longues soirées d'hiver passées ensemble, le père faisait à haute voix la lecture à la mère, l'enfant accoudée sur la table, tout attentive, écoutait. On ne se préoccupait pas de quelle manière son imagination pouvait être frappée, l'essentiel était qu'elle restât tranquille. On la considérait comme trop jeune pour comprendre et pourtant, à neuf ans, l'enfant est capable dans ces conditions de saisir parfois beaucoup de choses, son jeune esprit pouvant se développer de bonne heure.

C. B. se souvient avoir été très heureuse dans sa plus tendre jeunesse. Son père, un homme d'esprit, d'une grande droiture de caractère, toujours gai et d'humeur égale et, avec cela, d'une grande douceur, la gâtait un peu, la caressait beaucoup. Il s'occupait de son instruction, partageait ses jeux et l'emmenait se promener longuement dans les bois et les prairies en lui racontant des quantités de choses curieuses et intéressantes. L'enfant faisait des moissons de fleurs et joyeusement courait après les papillons. Bref elle était heureuse. Mais ce bonheur ne dura que jusqu'à dix ans. Alors commencèrent pour elle les soucis et les peines. Mais, avant d'en parler, disons quelques mots de la mère. Elle était d'une grande bonté, aimait beaucoup ses enfants, mais elle était de ces natures qui cachent leurs sentiments. Elle ne caressait jamais ses enfants. C. B. ressentait vivement la privation de ses caresses, et cela d'autant plus qu'elle était trop habituée à en recevoir de son père. Souvent elle projetait de la câliner elle-même, elle se promettait d'aller l'embrasser et de lui dire : « Mère, caresse-moi », mais, chaque fois, elle s'arrêtait en chemin, n'osant plus mettre sa promesse à exécution. A l'âge de dix ans, elle commença ses études sérieuses. La direction de son instruction fut confiée à une personne qui la mena avec une extrême sévérité. Pendant les quatre à cinq heures que durait chaque matin la leçon, ce n'était que cris injustes et réprimandes continuelles. Elle avait beau se donner la plus grande peine, faire les plus grands efforts, on lui reprochait sans cesse sa mauvaise volonté, son entêtement et son inattention. Il n'y manquait même pas les coups de règle sur les doigts et quand la colère de la maîtresse atteignait son plus haut degré, les cahiers étaient déchirés et les livres volaient en l'air.

L'enfant regretta alors amèrement l'heureux temps où son père s'occupait de son instruction.

Elle se rappela avec quelle patience et quelle douceur il lui avait appris à lire et à écrire et comme il avait toujours su l'encourager par de bonnes paroles ou un affectueux sourire. Aussi aimait-elle bien étudier avec lui et avait-elle pris beaucoup de goût à l'étude. La sévérité excessive de sa maîtresse la faisant vivre dans la crainte continuelle de réprimandes, l'en dégoûta.

Et à cela vint encore s'ajouter l'incertitude de dire ou non à ses parents le sujet de ses misères, car ceux-ci ignoraient totalement qu'on fût si sévère pour elle. Les leçons durèrent trois ans, pendant lesquels, en se couchant le soir elle pensait avec épouvante et désespoir à la matinée du lendemain. La nuit, elle avait fréquemment des cauchemars, son sommeil inquiet était souvent interrompu, elle se mettait alors à réciter ses leçons, craignant toujours de ne pas les savoir assez.

Les rêves avaient le plus souvent pour objet ses misères et sa préoccupation de la journée. Elle devint très impressionnable et très sensible.

A tous ces ennuis vinrent encore s'ajouter de nouveaux chagrins: ses sœurs et ses cousins venaient passer quelques mois de vacances chez ses parents; élevée seule, elle était timide devant eux. Souvent gauche et maladroite, elle devint vite dans ses jeux l'objet des plaisanteries de ses nouveaux compagnons qui, eux, élevés en ville, étaient sûrs d'eux-mêmes et pleins de hardiesse. Présentant déjà une émotivité exagérée, elle en souffrit beaucoup, devint encore plus timide, ce qui augmenta encore sa maladresse et attira davantage sur elle les paroles moqueuses.

Bientôt elle s'en lassa, ne prit plus part aux jeux, se renferma en elle-même, devint triste et pensive. Elle fut préoccupée de savoir pourquoi elle était continuellement autre que ses camarades, pourquoi tout ce qu'elle faisait était mal, pourquoi elle était si maladroite. Dans son exaltation, elle se crut presque un petit monstre, se sentit très malheureuse et versa d'abondantes larmes en cachette.

Avide de trouver une consolation, elle se souvint avoir entendu souvent louer son intelligence, sa bonne mémoire, sa facilité à apprendre. Elle savait, d'autre part, que ceux qui se moquaient d'elle, n'apprenaient pas aussi bien, et n'étaient que des élèves médiocres. Elle se décida alors à porter toute son attention, tout son effort à développer son intelligence, à s'instruire beaucoup afin de devenir supérieure à tous ses tyrans.

Elle avait déjà pris goût à la lecture, aux récits spirituels de son père, elle se promettait de n'avoir pour compagnons que des livres qui, eux, ne blesseraient pas son amour-propre.

Elle prit cette résolution à onze ou douze ans.

Depuis cette époque, elle s'adonna passionnément à la lecture.

Le choix n'étant fait par personne, elle lisait tout ce qui lui tombait sous la main, souvent des romans tristes, à issue tragique, qui exaltaient et augmentaient sa prédisposition à la tristesse. Souvent c'étaient des ouvrages sérieux et, pour les comprendre, elle faisait des efforts d'esprit au-dessus de son âge. Elle veillait fréquemment jusqu'à 2 heures du matin pour lire et, pendant la journée, ne vivait que dans les lectures, si bien que son cerveau ne reflétait que des idées tristes.

A treize ans, elle perdit son père; sa tristesse, sa souffrance mirent alors en relief les idées que ses lectures exagérées avaient développées dans son cerveau endolori. Elle chercha une consolation en composant tout un conte fantastique : son père est enterré en état de mort apparente ; des gens, qui ne le connaissent pas, le trouvent : il est paralysé, aphasique, ne peut pas donner de renseignements sur lui ; guéri, il reviendra un beau jour et elle l'attend pendant une année.

A treize ans et demi, elle fut mise à l'école de la ville voisine. Là son caractère reste triste et timide ; elle se tient à l'écart et ne s'amuse pas avec ses camarades.

Elle se surmène en travaillant pendant la nuit pour ne pas renoncer à ses lectures.

La fatigue jointe à la période de la puberté exaltait son esprit. Toutes les questions sérieuses, questions de religion, questions sociales se présentèrent à elle avec une insistance pénible, et elle ressentit un besoin irrésistible de rechercher leur solution.

Toujours timide, toujours méfiante, elle n'osait se confier à personne.

Cet état d'esprit retentit peu à peu sur le système nerveux très défectueux.

Elle se sentait déjà fatiguée dans la classe supérieure. Les examens la surmenèrent davantage ; elle souffrit alors de maux de tête, de faiblesse générale, le travail intellectuel ne se faisait plus avec la même facilité qu'antérieurement.

Son émotivité et sa susceptibilité s'exagérèrent et, petit à petit, les symptômes de la neurasthénie classique se développèrent : insomnies, céphalées occipitales avec sensation de pesanteur, surtout le matin au réveil ; rachialgie, courbature, faiblesse générale, vertiges, exagération des réflexes rotuliens ; bourdonnements d'oreille, affaiblissement de la vue. Comme symptômes psychiques, diminution de la volonté, indécision du caractère ; devant la nécessité de prendre une décision, elle éprouvait un fort malaise, aussi la remettait-elle jusqu'au dernier moment.

De plus, elle ne pouvait pas concentrer son attention, elle

présentait une impuissance complète au travail intellectuel ; en un mot de la dépression morale.

Les anxiétés et les angoisses étaient très fortes et très fréquentes.

Cet état de légères rémissions dura pendant dix ans et résista à tous les traitements consistant en hydrothérapie, électrothérapie, etc.

La malade fut guérie par le traitement moral et la suggestion.

(Ajoutons qu'elle ne présentait pas de stigmates hystériques, ni d'affection pulmonaire, cardiaque ou rénale.)

OBSERVATION VIII (personnelle).

C. D..., trente ans, étudiante en médecine, russe.

Antécédents héréditaires. Père mort d'une cardiopathie à l'âge de quarante neuf ans, rien à signaler au point de vue nerveux, pas de renseignement précis sur la forme et la cause de sa maladie de cœur ainsi que sur la possibilité de l'existence du rhumatisme.

Mère morte d'une affection inconnue à l'âge de cinquantetrois ans, ne paraît pas non plus avoir eu d'affection nerveuse.

Une sœur morte, à huit ans, de la dyphtérie.

Un frère s'est suicidé à l'âge de vingt et un ans, sans qu'on ait pu constater chez lui, de troubles nerveux ou mentaux, et sa décision désespérée doit être mise plutôt sur le compte de la pression de conditions extérieures.

Deux autres frères vivants et bien portants.

Antécédents personnels. C. D... a eu à l'âge de deux ans une maladie aiguë, sur laquelle elle ne peut donner de renseignements. Toutefois elle resta dès lors d'une santé un peu délicate. Depuis l'âge de huit ans, elle eut un caractère très sensible et très impressionable. Elle n'a pourtant eu aucune maladie sérieuse jusqu'à l'âge de quinze ans, époque où les symptômes de la neurasthénie, se déclarèrent chez elle.

Au point de vue de l'éducation, C. D.. signale son enfance triste, passée dans une peur continuelle. Son père était très autoritaire vis-à-vis de ses enfants, de ses domestiques et de tous ceux qui l'entouraient. Il ne s'occupait pas du tout de ses deux filles, laissant complètement le soin de leur éducation à leur mère. Mais pour ses fils il était d'une sévérité extrême et leur infligeait même souvent des corrections imméritées. C. D... dit avoir été toujours fortement et douloureusement impressionnée par les brusqueries de son père vis-à-vis de ses frères, elle en souffrait beaucoup, en pleurait souvent et continuellement les redoutait. Sa mère était sévère pour elle, et ne cachait pas sa grande préférence pour sa fille cadette. Si le père paraissait ne pas s'apercevoir de la présence de ses filles, en revanche la mère ne s'en apercevait que pour les gronder et les punir.

C. D... adorait sa jeune sœur qu'elle ne cessait de caresser et de cajoler, mais elle avoue que lorsqu'elle s'aperçut des préférences maternelles, cette vive affection diminua.

Son jeune cerveau se mit à ruminer dès lors des idées tristes. Elle cherchait, sans pouvoir y arriver, la cause de cette préférence pour sa jeune sœur, son caractère commença à s'aigrir. Elle éprouvait parfois presque un sentiment de haine pour ses parents, bien que chaque fois elle fût fort attristée de ce sentiment. En outre elle était toujours faible et délicate, alors que ses frères, vifs et turbulents étaient pleins de santé, et elle regrettait de ne pouvoir prendre part à leur jeux. Elle restait donc toujours seule ; malgré cela, elle a toujours gardé un bon souvenir de ses frères. Les domestiques exaltaient son imagination par le récit de contes fantastiques, souvent tristes ou terribles, lui parlaient de morts ressuscités, de sorciers, de revenants. A l'âge de huit ans elle commença à lire, et ses lectures avaient encore pour sujet des récits fantastiques, des descriptions de voyages présentant à son esprit des aventures romanesques, alimentant sa curiosité, excitant son imagination. Elle vivait sous cette impression de choses lues ou entendues et en était préoccupée continuellement. Elle dit que son esprit sensiblement impressionné par ce milieu sévère et sombre, dans lequel elle était élevée, se reposait dans ce monde imaginaire peuplé de héros. Aussi elle aimait à recourir à ses lectures et, petit à petit, en prit l'habitude afin d'y chercher sa consolation. Bientôt se révéla l'influence funeste de ces lectures et de ces récits. Elle devint peureuse, craignant de rester seule dans une pièce obscure, souvent, restant longtemps à trembler avant de pouvoir s'endormir, rêvant fréquemment de morts.

Trois fois, elle dit avoir eu des hallucinations, et cela avant douze ans. La première fois elle vit son frère entrer dans sa chambre, avec une figure toute changée. Deux autres fois, il lui sembla voir autour d'elle des personnages noirs aux contours mal délimités.

Dans son enfance C. D... était d'une exaltation religieuse exagérée. Cette exaltation prenait son origine, d'une part, dans des notions religieuses faussées par des préjugés, d'autre part dans son caractère impressionnable et son imagination éveillée outre mesure.

On lui avait représenté par les plus émouvantes descriptions, Dieu tout-puissant, punissant impitoyablement toutes les faiblesses humaines des supplices atroces de l'enfer, et son âme d'enfant se représentait avec épouvante les terribles tortures réservées aux méchants, comme elle s'exaltait à la pensée du bonheur infini que, dans l'éternité, doivent trouver les gens de bien

Elle avait une foi profonde en Dieu et, comme elle ne savait à qui faire part de toutes ses misères, elle les lui confiait. Elle avait bien essayé d'expliquer ses idées et ses sentiments aux domestiques, mais elle s'était vite aperçue qu'elle n'était pas comprise. Aussi recourait-elle au Dieu qu'elle aimait, le prenant comme confident de ses peines, et en toutes circonstances, lui demandant aide et protection. En un mot, elle était très pieuse et priait souvent. Mais, d'autre part, elle redoutait l'impitoyable justice divine, au point de se croire coupable pour beaucoup de raisons futiles : si sa mère l'aimait moins que sa sœur, c'est qu'elle devait être plus méchante. Elle éprouvait parfois un sentiment de haine contre ses parents, mais comprenait bien pourtant que c'était un crime. Elle savait qu'elle ne devait pas blâmer Dieu et pourtant elle le faisait parfois.

Il est même à noter que ce dernier fait était une véritable idée fixe chez elle, elle blâmait Dieu parce qu'elle savait qu'elle ne devait pas le faire et qu'elle craignait de le faire, et plus elle redoutait cette idée, plus elle lui revenait opiniâtrement et malgré elle et, à chaque fois, c'était un désespoir, un remords cuisant qui la tourmentaient.

Cet état d'esprit entretenait, on le conçoit aisément, sa tendance à la tristesse, que le régime sévère de la maison paternelle avait fait naître.

Au sujet de cette sévérité, elle raconte que lorsque ses deux frères furent pour la première fois envoyés comme internes dans un lycée, ils dirent dans leur première lettre à leur père qu'ils étaient très heureux, car personne ne les corrigeait plus. En lisant cette lettre, son père avait versé d'abondantes larmes et, depuis, il changea son système d'éducation.

C. D... ajoute que, dès lors, ses sentiments changèrent aussi et qu'elle commença à avoir une plus grande affection pour ses parents. Malheureusement son père ne tarda pas à mourir. Elle avait alors douze ans.

Il faut encore ajouter, qu'étant enfant C. D... en était arrivée à souhaiter que l'un de ses frères eût une indisposition ; car alors tout changeait. Les parents s'attendrissaient non seulement sur l'enfant malade, mais aussi sur tous les autres. On ne grondait plus, tout était calme dans la maison. Elle appréciait beaucoup ces accalmies. Son esprit aimant la tranquillité, elle se mettait avec son livre dans les coins les plus solitaires, ou se tenait alors auprès des personnes silencieuses.

Chez ses parents vivait un vieil oncle d'une grande douceur de caractère, très calme et causant peu ; c'est lui qu'elle aimait le plus, elle recherchait avidement sa compagnie et le suivait toujours dans ses promenades. Elle aimait aussi beaucoup son maître qui était d'une grande douceur pour elle et pour ses frères.

A douze ans, elle commença ses études au lycée de jeunes filles. Elle entra donc dans une vie toute différente, et aurait dû dès lors pouvoir être heureuse. S'étant sentie toujours mal à son aise dans la maison paternelle, elle avait contracté l'habitude d'être réservée, elle était devenue méfiante et timide; aussi son esprit développé dans des conditions toutes spéciales présentait-il quelques originalités, son caractère quelques bizarreries. Elle abordait ses camarades avec méfiance et éveillait, par ce fait, chez elles le même sentiment. On la méconnaissait, on la croyait fière. Elle ressentait un vif besoin de compagnie, mais s'apercevait vite de l'impression de gêne qu'elle inspirait, en souffrait beaucoup et croyait être obligée de rechercher la solitude. Elle faisait ses études avec beaucoup d'assiduité; en dehors des occupations des classes, elle lisait beaucoup, mais elle se sentait souvent lasse et avait fréquemment des maux de tête.

A l'âge de seize ans, les céphalées occipitales devinrent de plus en plus fréquentes, avec un caractère spécial de lourdeur, surtout le matin au réveil. Elle présentait des vertiges, de la rachialgie, éprouvait de la lassitude générale, était très constipée. L'effort intellectuel s'accompagnait de sentiment de fatigue plus rapidement que d'habitude : son impressionnabilité s'aggravait.

Actuellement, elle présente des céphalées sourdes, de la lassitude et surtout une émotivité et une susceptibilité extrêmes. L'attention est moindre qu'autrefois. Elle éprouve une grande difficulté à prendre une décision et parfois des anxiétés.

A l'examen, on constate l'apparence d'une assez bonne santé. Léger tremblement des doigts.

Pas de troubles de la marche.

On ne peut relever aucun trouble de la sensibilité objective.

Les réflexes rotuliens sont exagérés, les réflexes cutanés oculaires et pharyngiens normaux.

Pas de zones hyperesthésiques ou hystérogènes.

Les pupilles sont égales et réagissent bien aux deux modes; pas de rétrécissement du champ visuel.

Pas de troubles trophiques. Rien au cœur ni aux poumons.

Pas d'albumine.

OBSERVATION IX (personnelle).

B. H., vingt ans, étudiant en médecine.

Mère morte, il y a seize ans d'une pneumonie.

Père bien portant malgré quelques accès de rhumatisme articulaire aigu. Très émotif.

Rien à signaler dans les antécédents collatéraux.

Rougeole à six ans. Oreillons à sept ans.

Deux accès de rhumatisme articulaire aigu à quinze et à dix-neuf ans.

Fièvre typhoïde à dix-neuf ans, suivie de rechute.

Depuis le plus jeune âge, très impressionnable, tendance à la tristesse, très peureux, craignant de rester seul dans une chambre obscure ; une fois même, se trouvant seul en plein jour dans une pièce, il lui sembla voir un personnage imaginaire ; épouvanté, il se sauva.

A six ans, il entre au lycée comme interne ; s'accommodant fort mal du régime assez sévère, il cherche par tous les moyens à s'y soustraire ; il s'attire ainsi de nombreuses punitions, consistant surtout en privations de sorties, qui rendaient son isolement plus pénible encore et le blessaient dans son amour propre.

Pendant les vacances qu'il passait chez son père, il jouissait d'une grande liberté.

On lui laissa de bonne heure une indépendance absolue : C'est ainsi qu'à treize ans, ayant manifesté le désir d'aller en Allemagne, pour y apprendre la langue, on lui permit de partir et il voyagea seul pendant deux mois, livré entièrement à lui-même.

Il partit ainsi tous les ans et visita une partie de l'Allemagne et de l'Angleterre, voyageant toujours seul.

A l'âge de seize ans, il présenta quelques symptômes purement psychiques : tristesse profonde, dépression morale ; tout travail intellectuel, même une simple lecture, lui était impossible : une dictée rapide provoquait une grande fatigue accompagnée d'un sentiment de malaise et d'anxiété se manifestant ensuite par une irritabilité excessive. La musique, qui lui causait habituellement beaucoup de plaisir, exaspérait encore son penchant à la mélancolie.

Ces périodes de dépression pendant lesquelles le malade était atteint d'anorexie et d'insomnie, durèrent plusieurs semaines, avec quelques accalmies, pendant lesquelles il avait, au contraire, un sentiment de bien-être physique et moral très marqué ; le sommeil et l'appétit revenaient en même temps qu'une sorte d'excitation intellectuelle permettant un effort énorme de travail.

En outre, le malade souffrait assez fréquemment de névralgies avec points sus-orbitaires.

A dix-huit ans, il quitte le lycée et commence la vie d'étudiant libre. Croyant se soustraire à sa mélancolie, il recherchait de nombreuses distractions et, en plus, travaillait beaucoup ; son état ne fit ainsi que s'aggraver.

L'année suivante, il éprouva de grands chagrins, à la suite desquels éclata sa neurasthénie.

Le malade souffrait de céphalées en casque, lourdeur de tête, surtout le matin au réveil ; asthénie physique, légers vertiges.

Les symptômes psychiques s'accentuèrent ; l'attention et la volonté étaient très affaiblies. L'état mental était surtout pénible au malade à cause des idées fixes très opiniâtres qui avaient pour objet la préoccupation de ses chagrins passés. Pour se soustraire à ses souffrances, le malade se mit à fumer l'opium et à prendre de l'éther. Cet état dura six mois pendant lesquels il ne fit que s'aggraver, si bien que son entourage, très inquiet, le décida à se soigner.

La suppression de l'opium, de l'éther, de l'alcool, de toute lecture ou distraction énervante, des soins d'hygiène très grands : alimentation abondante et choisie, hydrothérapie, exercices physiques modérés, une vie très réglée et très calme, amenèrent une amélioration notable et firent disparaître tous les symptômes physiques.

Le malade est toujours très émotif, et il a conservé de plus des tendances à la mélancolie et une certaine inégalité d'humeur.

Examen somatique. — Habitus extérieur normal.

Constitution : bonne.

Pas de tremblements des mains.

Sensibilité cutanée normale.

Tous les réflexes sont normaux.

Vue. — Deux dioptries, astigmatisme à droite et à gauche.

Deux dioptries, myopie gauche.

Pas de zones hystérogènes.

Pas de sensation de boule.

Examen du cœur normal.

Poumons normaux.

OBSERVATION X (personnelle).

Victor B... vingt-huit ans, étudiant en médecine, demeurant à Lyon.

Père âgé de soixante ans, nerveux, pas alcoolique, n'a jamais été malade.

Mère, cinquante-trois ans, nerveuse, bonne santé générale.

Rien à signaler chez les grands-parents du côté paternel. Grand-père et grand'mère maternels très rhumatisants.

Trois frères en bonne santé. Une sœur, actuellement bien portante, a eu la chorée dans son enfance.

Le malade n'a jamais eu d'autre affection que la varioloïde à treize ans. Extérieurement, il paraît fort et bien constitué. Quelques crises de rhumatisme articulaire ; pas d'alcoolisme, pas de syphilis.

Les accidents nerveux qu'il constate chez lui remontent à deux ans environ et sont toujours allés depuis en s'accentuant. Dans sa jeunesse, il était vif et emporté. Très sensible, il eut beaucoup souffrir, pendant ses années de collège, des taquineries de ses camarades et des punitions, souvent imméritées, que lui infligeaient ses maîtres.

Au cours de ses études médicales, de grosses déceptions vinrent l'assaillir coup sur coup ; des chagrins d'ordre intime, des échecs aux examens, hâtèrent l'éclosion des phénomènes que nous constatons aujourd'hui.

Depuis deux mois environ, notre camarade accuse des céphalées fréquentes (en casque) surtout le matin au réveil, et, en général, après tout travail intellectuel un peu prolongé. Rachialgie légère. Faiblesse général marquée. Il se plaint d'avoir des insomnies (symptôme qu'il ignorait auparavant); les attribuant au café, il cesse l'usage de cette liqueur sans les voir disparaître pour cela.

Ses courts instants de sommeil sont remplis de cauchemars; parfois il se réveille en sueur, en proie à une sorte d'angoisse très pénible et dont la cause lui échappe ordinairement.

« J'ai eu deux fois des hallucinations — nous dit-il — ainsi que des vertiges. S'il m'arrive de me pencher à une fenêtre située à un étage élevé, j'éprouve un besoin presque irrésistible de me jeter en bas; c'est une véritable obsession nécessitant un effort violent pour m'y soustraire ; le tout s'accompagne d'un frisson et d'un léger état nauséeux. »

Les réflexes rotuliens sont exagérés ; tous les autres normaux.

Pas de zones hystérogènes, pas de sensation de boule. Sensibilité cutanée à peu près normale. Rien au cœur, rien aux poumons. Pas d'albumine.

Les phénomènes neurasthéniques se manifestent surtout au point de vue psychique. L'attention est très diminuée. La simple audition d'un cours nécessite chez lui une tension d'esprit considérable, suivie rapidement de céphalées. Un travail sérieux lui est presque impossible.

La mémoire, qu'il nous affirme avoir eue excellente jadis, lui fait brusquement défaut. Il restera ……   heures avant de trouver tel terme médical d'un usage courant, ou bien il l'emploiera pour un autre : l'amnésie porte surtout sur les noms propres et les nombres. Par contre, certaines idées viennent l'assaillir avec une intensité et une régularité désespérantes. Chaque soir, pendant une huitaine de jours et presque à la même heure, il s'est vu procédant à la « désarticulation du pouce » (procédé elliptique à lambeau palmaire) malgré tous ses efforts pour chasser de son esprit cette vision opératoire obsédante!

La volonté surtout est affaiblie. Tous ses actes sont marqués par une grande indécision : il remet souvent au lendemain les affaires urgentes, avec la conviction intime qu'il a tort. Quoique bien préparé à un examen, il a retardé ainsi de deux mois la date à laquelle il devait le subir. Un échec le plonge dans un abattement profond, il trouve du parti-pris chez les examinateurs, refuse de se remettre au travail, parle d'abandonner ses études médicales. Ces accès de tristesse, qui durent parfois des semaines, n'ont pas toujours des causes aussi sérieuses. A propos d'une simple discussion entre camarades, d'une contrariété quelconque, pour un motif souvent futile, les idées noires prennent leur essor.

« Par moments — nous écrit-il — j'ai des accès de gaieté folle se traduisant par des actes plus ou moins extravagants ; je trouve tout beau, le monde idéal, l'horizon de ma vie se colore d'un rose délicieux, j'embrasserais l'humanité !.. puis, par une réaction toute naturelle, la tristesse surgit, d'une façon aussi soudaine que la joie qui l'a précédée et je tombe dans une misanthropie aussi intense qu'injustifiée. J'envisage alors les événements — et cela malgré moi — sous leur jour le plus défavorable. Je m'irrite, je m'emporte à la moindre occasion. La vue d'une injustice quelconque me met dans une véritable fureur.... Si je m'analyse moi-même, le portrait que je trace de ma personne morale est si peu flatteur que je me demande ce que je fais ici-bas !... Trois ou quatre fois l'idée du suicide est venu m'assaillir, je l'ai repoussée honteux de cette lâcheté.....

« *Medice, cura teipsum,* » disaient les Anciens. Je goûte l'opportunité du conseil et fais souvent, dans ce but un appel désespéré à *l'énergie morale.* Cette dernière, je le sens, serait l'agent thérapeutique le plus efficace chez le neurasthénique *conscient de son état,* chez l'étudiant surmené par ses études, qu'une éducation mal comprise, que la trop grande sévérité ou l'extrême faiblesse des parents — en favorisant l'affaiblissement de sa volonté — ont, à mon exemple, mal préparé aux luttes multiples de l'existence. Le tout, malheureusement, est d'être capable de cette réaction : il faudrait *pouvoir vouloir !!*

CONCLUSIONS

La neurasthénie peut revêtir deux formes : la *neurasthénie « simple »* ou *acquise*, affectant les sujets exempts de tares nerveuses héréditaires et la *neurasthénie par hérédité* évoluant sur un terrain qu'aura prédisposé une névrose ancestrale (épilepsie, hystérie, neurasthénie) ou même un simple nervosisme, la consanguinité, l'alcoolisme, l'arthritisme.

Cette seconde forme de neurasthénie se distingue de la neurasthénie simple par sa gravité, sa résistance aux divers traitements, ses récidives fréquentes, ses alternatives de dépression et d'exaltation morale et mentale, enfin son apparition précoce chez les sujets qui offrent, dès l'enfance, des signes de nervosisme, de la bizarrerie de caractère et de l'émotivité exagérée.

Pour poser un diagnostic net de la neurasthénie, il faut pouvoir c. . . later les symptômes classiques : céphalée occipitale, asthénie physique, rachialgie, vertiges, exagération des réflexes, et, au point de vue psychique, affaiblissement de l'attention et de la volonté, dépression morale et mentale, exagération de l'émotivité.

La neurasthénie en général est caractérisée par l'épuisement du système nerveux que provoque le surmenage intellectuel, moral et physique.

Chez l'enfant — trop souvent, malheureusement — c'est l'éducation défectueuse qui prépare le terrain à la neurasthénie future.

Les principaux facteurs qui, d'après nous, prédisposent à cette névrose sont :

I. Le *surmenage scolaire*, le travail intellectuel prolongé produisant de la dépression dans les fonctions organiques et des modifications dans les phénomènes psychiques. Fait constant, inévitable chez les enfants dont le système nerveux est affaibli par une tare héréditaire quelconque.

II. Le *surmenage moral*, résultant de chagrins répétés, de rigueurs excessives, de punitions imméritées, de reproches (en général de tous les excès d'une éducation trop sévère et mal comprise) chez un être dont la synthèse morale et intellectuelle n'est pas faite, le caractère pas affermi, le système nerveux non complètement développé.

III. *L'insuffisance de culture* des facultés psychiques supérieures (volonté, attention) qui, par ce fait même, se laisseront plus facilement désorganiser, dans la suite, à l'apparition des causes déterminantes.

IV. L'exagération des facultés inférieures (émotivité, automatisme cérébral, suggestibilité), causes de souffrances imaginaires, tant morales que physiques.

V. Les entraves apportées au libre développement
de *l'activité* empêchant ainsi l'individu d'accomplir ses
devoirs sociaux et lui ménageant toute une suite de
déceptions et de chagrins.

BIBLIOTHÈQUE NATIONALE R.F. IMPRIMÉS

BIBLIOGRAPHIE

Aimé, Etude clinique sur le dynamisme nerveux psychique
    (thèse, Nancy, 1897).
Amberg, Ueber den Einflussder Arbeitspausen, Auf die geistige
    Leistungsfähigkeit (Psych. Arbeiten, t. I, p. 300-377).
Axenfeld, Traité des névroses.
Bach, De la sédentarité scolaire et du surmenage intellectuel,
    1887.
Bain, Les émotions et la volonté.
— Les sens et l'intelligence.
— La science et l'éducation.
Baldwin, Le développement mental chez l'enfant et dans la race,
    trad. Nourry, 1897.
Ballet, Traité de médecine.
Bechtérew, Centralblatt, 1893, p. 290.
Belet, Moyens de défense et psychothérapie dans les obsessions
    (thèse, Paris, 1898).
Bernheim, Hypnotisme, suggestion, psychothérapie, 1891.
— L'organisme humain (Revue médicale de l'Est, 1893).
— Entraînement suggestif (Revue de médecine, t. XVIII,
    p. 315-391).
Bichat, La vie et la mort.
Billod, Des maladies mentales et nerveuses.
Binet et Courtier, Effet du travail intellectuel sur la circulation
    capillaire, (Année psychol., 1896, p. 12-14.)
— 1897, p. 104-25.
Binet et Henri, La fatigue intellectuelle, 1898.
Binet, La suggestibilité, 1900.
— La peur chez les enfants. (Année psychol., 1898.)

Blocq, La neurasthénie et les neurasthéniques (Gaz. hôpit., 1891).

Boïadjeff, La neurasthénie chez l'enfant (thèse, Bordeaux, 1897).

Bourneville et Baumgarten, Progrès médical, 1891.

Bouveret, La neurasthénie, 1891.

Briquet, Traité clinique et thérapeutique de l'hystérie (1859).

Burgerstein, Die Arbeitskurve einer Schulstunde.

Cabanis, Rapports du physique et du moral.

Claise, Des fonctions et des maladies nerveuses dans leurs rapports avec l'éducation sociale et privée, morale et physique. Paris, 1842.

Charcot, Leçons du mardi à la Salpêtrière, 1887-1888 et 1888-1887.

Clavière, Le travail intellectuel dans ses rapports avec la force musculaire psych. (Année 1901).

Compayré, L'évolution intellectuelle et morale de l'enfant, 1894.

Courty, Recherches sur la température périphérique et quelques-unes de ses variations (Arch. de Physiol., 1880, p. 200).

Cullère, Nervosisme et névroses.

— Les frontières de la folie.

Dagonet, Traité des maladies mentales, 1894.

Darin, Rapports de l'alcoolisme et de la folie (th. de Paris, 1896).

Dauriac, L'hypnotisme et la psych. musicale. Rev. phil. 1900.

— Le plaisir et l'émotion musicale. Psychologie du musicien (Revue philos., 1896).

Dega, La Cure préventive de l'hystérie féminine par l'éducation (th. Bordeaux, 1898).

Dejerine, L'hérédité dans les maladies du système nerveux (th. d'agrégat. Paris, 1886).

Delabarre, Revue philosophique, 1893.

Demoor et Daniel, Les enfants anormaux à Bruxelles (Année psych. 1901).

Degas, Timidité.

Dumas, Les états intellectuels dans les émotions.

— La tristesse et la joie, 1900.

Duprat, L'instabilité mentale, 1898.

Ebbinghaus, Ueber eine neue Methode zur Prüfung geistiger Fähigkeiten u. ihre Anwendung bei Schulkindern

Zeitch. für Psych. et Physiol. der Sinnesorgane XII,
pp. 401-460, 1897).
ESQUIROL, Des maladies mentales considérées sous le rapport
médical, hygiénique et médico-légal. Paris, 1838.
FECHNER, In sachen der Psychophysik.
FÉRÉ, Sensation et mouvement.
— Pathologie des émotions.
— La famille névropathique.
FEUCHTERSLEBEN, Hygiène de l'âme.
FOREL, Sur la cure des buveurs (Gaz. des Hôp., 1895).
FOUILLÉ, L'évolutionnisme des idées forces.
FREUD, Neurologisches Centralbl., 1895.
FRIEDRICH, Untersuchugen über die Einflusse der Arbeitsdauer
u. der Arbeitspausen auf deigeistige Leistungsfägi-
gkeit (Zeitchrift. für Psych. u. Ph. d. Sinneror, 1897).
GALTON, Recherches sur la fatigue mentale (Rev. scient., 1892).
GILLES DE LA TOURETTE, Les états neurasthéniques.
GRASSET, Leçons de clinique médicale faites à l'hôpital de
Saint-Eloi de Montpellier.
— De l'automat. psych. à l'état physiol. (Méd. Nouv. Mont-
pellier, 1896).
GRIESINGER, Traité des maladies mentales.
GRIESSBACH, Energheit und Hygiene des Nervensystems, 1895.
HACKE-TUKE, Le corps et l'esprit.
HAMMEL, Thèse sur l'alcoolisme chez les enfants.
HARTENBERG, La peur et le mécanisme des émotions (Rev. phil.
1899).
HASSE, Handbuch der speciellen Pathologie Erlangen, 1867.
HEINRICH, Die Aufmerksamkeit und die Function der Sinnesor
gane (Zeitschf. für Psych. u. Phys. der Sinnesorgane,
IX, XI).
HÖPFNER, Ueber die geistige Ermüdung von Schulkindern Psych.
et Physiol. der Sinnesorgane, VI, p. 190-229, 1899).
JANET, Etat mental des hystériques, 1892-1893.
— Névroses et idées fixes, 1898.
— L'automatisme psychologique, 1889.
— Attention, article du Dictionnaire de physiol. de Richet.
KACHPEROW, Contribution à l'étude de la neurasthénie (th. Paris,
1896-1897).

Kreuter. Pädagogisch-psycho-metrische Studien (Biologisches Centralblatt, 1891).

Kemsies, Zur Frage der Ueberbürdung nuserer Schuljugend, D, Medee. Wochschrift.

Kowalewski, De l'ivrognerie, ses causes et ses effets, Karkoff, 1889.

Kraepelin, Ueber geistige Arbeit, 1894.

— Zur Hygiene der Arbeit, 1896.

Krafft, Ebing. (Traité clinique de psychiâtrie, 1897).

Lagneau, Du surmenage intellect. (Bull. de l'Acad. de Méd. 1886).

Legrand du Saulle, La folie héréditaire.

Lemoine, L'habitude et l'instinct, Paris, 1875.

Leuret, Traitement moral de la folie, 1840.

Levillain, La neurasthénie, 1891.

— Essai de la neurologie clinique.

Liébeault, Thérapeutique suggestive.

Lombroso (Paolo), L'instinct de conservation (Revue philos. 1836.

Lorin, De l'hérédité et de ses lois, 1875.

Lucas, Traité philosophique et physiologique de l'hérédité naturelle, 1850.

Maine de Biran, L'influence de l'habitude.

Mathieu, Neurasthénie, 1892.

Molling-Hausen, Ueber die Periodicität im Gewicht der Kinder an täglichen Wägungen Wahrgenommen, 1886.

Maudsley, La pathologie de l'esprit, traduct. Germont, 1883.

— Physiologie de l'esprit.

Mentz, Die Wirkung acoustischer Sinnesreize auf Puls und Atmung (Philosop. Stud., t. XI).

Morel, Traité des maladies mentales, Paris, 1860.

— Traité des dégénérescences physiques, intellectuelles et morales de l'espèce humaine.

Moreau de Tours, Alcoolisme chez les enfants (Annales médico-psychologique, 1895).

Mosso, La fatigue intellectuelle et physique, Paris, 1894.

Paulhan, Les phénomènes affectifs, 1887.

Payot. L'éducation de la volonté, 1894.

— Les caractères.

Payot, Psychologie de l'éducation.

Pinel, Traité médico-philosophique sur l'aliénation mentale, 1809.

Preyer, L'âme de l'enfant.

Rauh, De la méthode dans la psychologie des sentiments.

Ravaisson, De l'habitude (Revue de métaphysique et de morale, 1894).

Régis, Manuel pratique de médecine mentale.
— Les psychoses (Archives de neurologie, 1899).
— Séméiologie des obsessions et des idées fixes.
— XII⁰ Congrès international de médecine, Moscou, 1897.
— Les neurasthéniques psychiques (Semaine médicale).

Rencurel, Thèse de Bordeaux, 1896.

Reveillé-Parise, Hygiène de l'esprit.

Riant, Le surmenage intellectuel.

Ribot, Les maladies de la personnalité.
— L'hérédité psychologique, 1895.
— La psychologie des sentiments, 1894.
— Les maladies de la volonté, 1883.
— La psychologie de l'attention, 1894.
— Les maladies de la volonté.
— Imagination créatrice.

Richter, Unterrich und geistige Ermüdung, 1895.

Rochard, Bull. de l'Acad., 1882.

Sandras, Traité des maladies nerveuses, 1851.

Schmidt-Mommard Über den Einflus der Jahreszeit und Schule auf d. Wachsthum d. Kinder der Jahrb. für Kinder-heil-Kunde, 1895.

Sérieux, Des névroses et des psychoses (Annal. médic. psych., 1898).

Simon, Hygiène de l'esprit au point de vue pratique de la préservation des maladies mentales et nerveuses.

Sikorsky, Sur les effets de la lassitude provoquée par les travaux intellectuels chez les enfants à l'âge scolaire (Annal. d'hygiène publique, 1879, p. 458-464).
— Le développement psychique de l'enfant (Rev. philos. 1885, IV).

Sollier, Du rôle de l'hérédité dans l'alcoolisme.

Soury, Circulation cérébrale, article du Dictionnaire de physiol. de Ch. Richet.

Soury, Les fonctions du cerveau et les échanges organiques, 1898.

Soula, Essais sur l'influence de la musique (th. Paris, 1883).

Spencer, Principe de psychologie, 1875, Paris.
— De l'éducation phys., intell. et morale.

Sully (James), Etude sur l'enfance, 1898.

Taine, De l'intelligence, Paris, 1870.

Tarde, Loi de l'imitation.

Thinoux, Contributions à l'étude de la neurasthénie (thèse, Paris, 1892).

Thobion, Influence du travail intellectuel sur les variations de quelques éléments de l'urine à l'état physiologique 1893.

Thomas, L'éducation des sentiments, 1899.
— La suggestion, son rôle dans l'éducation, 1895.

Tissié, La fatigue dans le pessimisme nerveux (I, II, III, Revue scientifique, 1896; IV, V, VI, 641-49; 682-87; 743-50).

Tissot, Des effets de la forte tension.

Vannod, La fatigue intellectuelle et son influence sur la sensibilité cutanée (dissertation de Berne, 1899).

Veuillot, La neurasthénie et les états neurasthéniformes (th., Paris, 1896).

Vignes, Folie consciente (th. Paris, 1899).

Weil, Les neurasthénies locales (th. Nancy, 1892).

Weir-Mitchel, Le traitement de la neurasthénie.

Wundt, Eléments de psychologie physiologique, Paris, 1886.
— Hypnotisme et sugg

BIBLIOTHÈQUE NATIONALE
B. F.
IMPRIMÉS

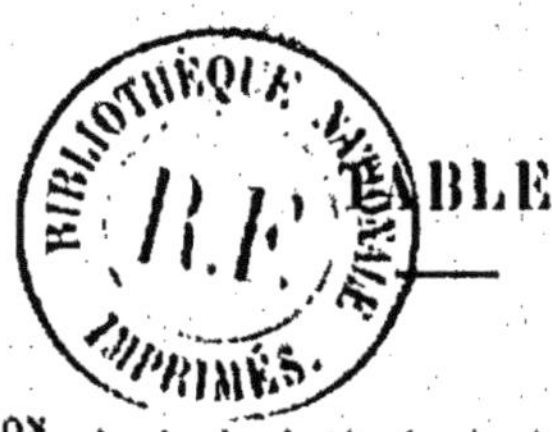

TABLE

Lyon. — Imp. A. REY, 4, rue Gentil. — 24681

www.ingramcontent.com/pod-product-compliance
Ingram Content Group UK Ltd.
Pitfield, Milton Keynes, MK11 3LW, UK
UKHW021015140726
13695UKWH00001B/265